人前で「あがらない人」と「あがる人」の習慣

どんなときも「あがらない」で見える人は
いったい何をしているのか?

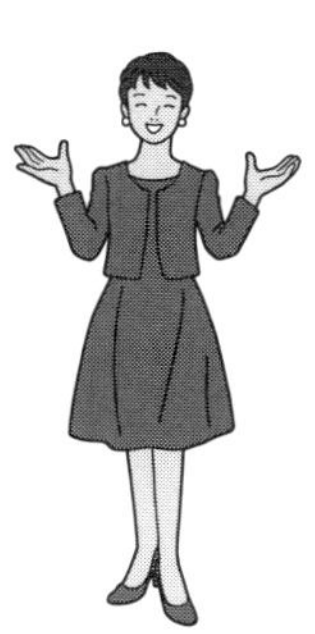

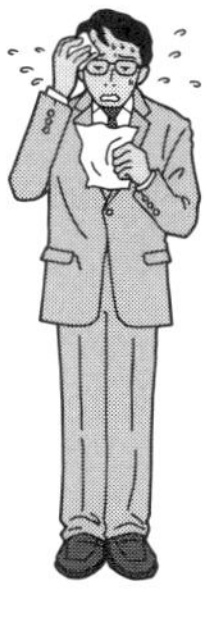

あがり症克服協会代表理事
鳥谷朝代
toritani asayo

はじめに

私には、２つの人生があります。

１つ目は、15歳〜31歳までの「暗黒期」。

そして、あがり症を克服してから現在までの「パラダイス期」です。

実は、克服してからの人生のほうが短いのですが、辛く苦しい10〜20代と、楽しくハッピーな30〜40代では、まったく別の人生を生きているような感覚です。

――――――

暗黒期の始まりは、中学１年生のころ。

国語の授業で教科書を読むとき、声が震えるのを自覚しました。

それ以来、人前で声を出すのが怖くなり、出席番号順で本読みや発表が当たるとわかっているときは、仮病を使って保健室に逃げ込むようになりました。

リコーダーを持つ手が異常に震えるから、音楽の授業も地獄でした。先生にも親にも相談できず、自分は異常に震える病気なんだと思い詰めました。

高校3年生になり、学校の先生には大学進学を勧められましたが、「もうこれ以上授業で発表したくない」の一心で進学を拒否し、高校卒業後、名古屋市役所に入庁しました。

区役所の窓口業務を2年務め、20歳で市長秘書室に異動になると、来客へのお茶出しや電話恐怖症に4年間悩み苦しみました。

そのあとの教育委員会勤務時代は、研修講師や会議の進行が回ってくることもありましたが、逃げられるものはすべて逃げ続け、挙句には自律神経失調症で休職するほどにまで、心身ともにまいってしまいました。

――――――――――――――――


なんとか教育委員会での4年の勤務を終え、次に市議会事務局に異動になりました。

ここで、「人生最大のピンチ」、今となっては「暗黒期からの脱出チャンス」が訪れました。

市議会の事務局員は、広く市政について知識を有する必要があるため、定期的に勉強会を開いており、そこで職員全員が20分の研究発表をすることになったのです。

全員ということですから、今回ばかりは他人に押し付けられません。


「大勢の前で20分も話すなんて絶対無理……」


最初に浮かんだのが、「退職」の二文字でした。

逃げ回ってきた役人人生も、ここで終わらせよう―。

退職を決意しながらも、一方であがり克服法を探す日々。

そのとき見つけたのが、精神内科でした。

先生は私の話をさらっと聞いただけで、「じゃ、これ飲んでください」。

精神安定剤でした。

最後はこれを使うしかないと思う一方、どこかで薬物には頼りたくない気持ちがありました。

次に「催眠療法」という新聞広告を見つけました。

20万円以上かけて通いましたが、効果は得られませんでした。


いよいよ、詰んだー。


ふと、話し方講座の広告が目に留まりました。

正直、半信半疑でした。

何をやってもダメだった私が、話し方を学ぶことで本当にあがりが改善するのだろうか、と。


しかし、私には時間がありません。

発表まで1か月を切っていたので、すぐに飛び込みました。

話し方を勉強するのははじめてでしたが、基本の発声法を学び、スピーチ実習を繰り返すことにより、人前での恐怖はどんどん薄れていき……　結果、1か月後の研究発表は成功したのです！

それまで人前で一言も声を発することのできなかったこの私が、です。

逃げずにやり遂げた爽快感と、役所を辞めなくて良かったという安堵感を、今でも忘れることはありません。

――――――――――

この出来事をきっかけにあがり症を完全に克服し、今では人前を心から楽しめるようになりました。

「緊張体質や話し下手は生まれつきだから仕方ない」と決めつけ、何も努力してこなかった人生から、「ちょっとした心がけや習慣で改善できる」という考え方に大きく変わり、実際にスピーチスキルもどんどん上がっていきました。

「何も恐れることのないパラダイスのような第2の人生」を歩み始めると同時に、この「誰でも簡単にあがりが改善するメソッド」を、「重度のあがり症だった私が伝えなくてどうする！」と思い立ち、安定した公務員の職を今度は気持ちよくスパッと捨て、あがり症克服専門のセミナー講師として独立しました。

2014年、全国初の元あがり症によるあがり症のための協会を設立し、今では年間200回以上の講演・講座を行い、これまで6万5000人以上のあがり克服のお手伝いをしています。

――――――――――

本書、「人前で『あがらない人』と『あがる人』の習慣」の企画をいただいたとき、この私自身の2つの人生を思い返しました。

「あがらない人」は現在の私、「あがる人」は過去の私そのものです。

そして、「あがらない習慣」を実践した人の人生が180度好転することは、私自身と、6万5000人を超える生徒様により実証済みです！

さあ、今からご一緒に、「暗黒↓パラダイス」への道のりを体験しましょう！

鳥谷朝代

○人前で「あがらない人」と「あがる人」の習慣　もくじ○

1章 ▼▼▼「あがり」のとらえ方編

2章 ▼▼▼口癖・考え方 編

3章 ▼▼▼日常生活 編

4章 ▼▼▼準備・練習編

5章 ▼▼▼スピーチ・プレゼン（話し方）編

6章 ▼▼▼スピーチ・プレゼン（聞き方）編

○カバーデザイン　OAK　泉　佳子

第1章

「あがり」のとらえ方編

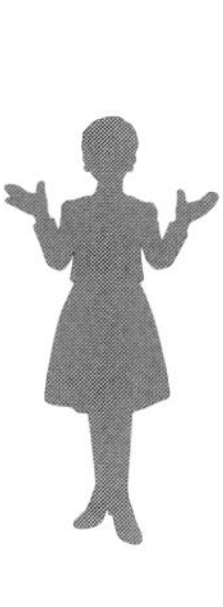

01

あがらない人は、緊張を悩まない。あがる人は、緊張を嫌う。

全国のカルチャースクールであがり症の克服講座を行っていますが、カルチャーの講座のご担当者が口を揃えておっしゃるのが、

「他の講座に比べて、窓口や電話より、ネットでのお申込みが圧倒的に多いです。」

「電話や窓口でも、あがり症講座ということを口にしたがらない受講者さんが多いのですね。」

という話。

元重度のあがり症の私は、そんなことははじめからわかっていたので、自分が主催する講座は、もともとネットでしか受け付けしていません（笑）。

当然、自宅へのお電話やＤＭの郵送は一切しないのですが、それでも断固拒否する旨、念を押される方、中には偽名で申し込まれる方も……。

「立場上、あがり症であることを公表したくないので、【あがり症】という言葉を除いた領収証をください。」

というご要望もあります。

当然ながら、【セミナー風景画像の顔出しNG】を強く訴える方も少なくありません（苦笑）。

通常、自己啓発系セミナーで、そこまで超お忍び、厳戒態勢の中、受講されることは珍しいのではないでしょうか。

まさに、「あがり症で悩む人が通う講座」だからでしょう。

私も17年間、家族にも友人にも同僚にも、あがり症であることを隠していたので、公表したくない気持ちはわかります。

だからこそ、断言させてください。

「緊張を隠そうとすればするほど、緊張の悩みから逃れられない」ということを。

緊張することを嫌い、それを隠そうとするから、より緊張するようになる。
反対に、**緊張を受け入れ、うまく付き合おうとすれば、あがらなくなる。**

「鶏が先か、卵が先か」という因果性ジレンマなのですが、この因果関係は、実はなかなか根が深いのです。

ここで考えてほしいのは、「あがらずに話せる方法を学ぶこと」はそれほど恥ずべきことなのか、ということです。

話し方、スピーチスキルを学ぶことは、ビジネスにおいても非常に有益なことであり、人前で話す機会が求められる立場だからこそ磨こうとするスキルです。

ひとつ、印象に残っている方のお話をしますね。
ある会場でビジネスマン向けのセミナーを行った際、あがり症で悩む新入社員と、その上司の方が受講されました。

その上司の方は、「自分はあがり症で悩んではいない」とのこと。

しかし、その方のお話を伺うと、

「スピーチやプレゼンで緊張して失敗したことは何度もあります。

あがり症は病気や異常なことではなく、あがったときにどう付き合い、対処する努力をするかだと思います。」

……素晴らしいです!!

緊張を忌み嫌うのではなく、緊張する自分を認め、受け入れたときはじめて、あがり症克服へのスタートラインに立てるのだと思います。

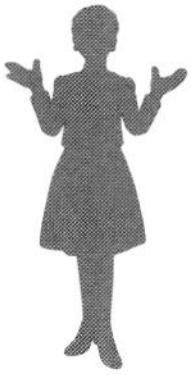

01 人前であがらない人は、緊張する自分を認めて受け入れる！

02 あがらない人は、「誰もが緊張する」と思う。あがる人は、「自分はフツウじゃない」と思い込む。

前頁からの続きになりますが、「人前であがる」ことは、本当に特別で異常なことなのでしょうか。

私のリサーチによると、95%以上の人があがり症です。

あがり症講座に来られる生徒さんは、100%あがり症で悩んでいる人なので別として、まったく関係のない人、たとえば、ママ友に聞いて回っても、

「私は人前に出ても緊張しない!」

という人に、未だかつて出会ったことがありません。

また、ロータリークラブなど、100人以上の経営者のお歴々の前で講演する機会が多々

ありますが、冒頭に必ず
「人前で緊張する方!?」

と伺っています。

結果は、１００人中95名は手を挙げられます。

「どんなときに緊張しますか？」

「こういった会場で挨拶するときです。手が震えて、頭が真っ白になるのが不安です」

そう答えるのは、誰もが知る大企業の経営者様だったりします。

テレビやラジオに出演する機会も最近いただいていますが、タレントさん、パーソナリティさんも、実は皆さん緊張されています。

これは日本に限らず、欧米でも
「人生の中で何よりも怖いのはパブリック・スピーキング」

という人は少なくありません。

あがり症は普段の性格や見た目ではわかりませんので、平気そうに振る舞っているように見えるあなたの身近な人も、実は緊張しているのかもしれませんよね。

そもそも、私たちは、学校で「読み」「書き」は習っても、「話す」ことを学んではきませんでした。

「大勢の前で話す」＝未経験、非日常ですから、うまく話せなくて当然です。

披露宴など改まった場所でスピーチを頼まれたときに、大手を振って引き受けられる人、「プレゼン、得意です！」と即答できる人は、果たして何割いるでしょうか。

「あがり症」というと、まるで病気のように聞こえますが、あがりやすいかどうかは人と比べようもなく、あくまで自己申告の世界です。

当然、見た目や普段の性格からは判断できませんし、老若男女、どんな性格・職業の人も、みんなみんな緊張するのです。

私の生徒さんには、主婦の方から会社員の方、議員さん、お医者さん、弁護士さん、刑事さん、ミュージシャン、モデルさん、芸人さん、僧侶の方までいらっしゃいます。

人前で話さなくてもいい職業はないということですよね。

むしろ、社会的地位の高い方や、一般的にうまく話せて当然と思われる職業の方のほうが、プレッシャーは強いと言えるでしょう。

私もあがり症を完全克服しましたが、まったく緊張しなくなったわけではありません。

緊張することを特別なこと、自分だけだと思い込むのをやめたら、不思議とあがらなくなりました。

「自分だけが緊張する」という間違った認識、根拠のない思い込みはやめて、緊張したときの対処法を学び、実践していきましょう！

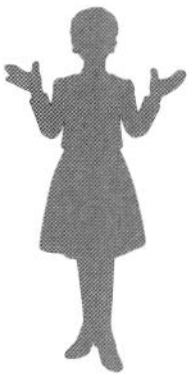

02 人前であがらない人は、自分だけ緊張すると思い込むのをやめる。

03

あがらない人は、空気を読まない。あがる人は、感受性が豊かで想像力がある。

ごくまれにですが、「人前で話すときまったくあがらない」と言う人がいます。

よく言えば、周囲の状況や評価に左右されない人、悪く言えば、ＫＹ（空気を読まない）な人です。

絶対失敗できないプレゼン、ここ一番の面接、誰もが緊張する披露宴での祝辞……

そんなときでも平常心でいられるのは、ある意味、強心臓です。

反対に、ここぞと言うときにあがってしまう人は、よく言えば感受性が豊かで想像力があり真面目、悪く言えば、自意識過剰でええかっこしいです。

「失敗したくない」「恥をかきたくない」と思えば思うほど、身体が硬直し、思うように

話せなくなるものです。

私も以前はそうでした。

実際にスピーチや発表の機会があるとわかっている会議・会合はもちろんのこと、発言の機会があるかどうかもわからない会議に出る際にも、

「もしかしたら発言させられるんじゃないか……」

という不安に襲われ、やがて出勤するのも怖くなってしまいました。

実際に体験していないのに不安を覚えてしまうこと、また、過去に経験した恐怖を思い出し、そのことを考えるだけで不安を感じてしまうことを「予期不安」と言います。

あがり症を克服するということは、この「予期不安」への理解、付き合い方が大きなポイントになります。

予期不安は、考えれば考えるほど大きくなり、行動すればするほど小さくなるという特

徴があります。

ここで、想像してみてください。
足元に、幅60センチ、長さ5メートルの板があります。
それを床に置いた状態で、その上を歩いてみてください。
どうでしょうか。簡単にできますよね。

では、その板を、地上10階建てのビルからビルへ渡した場合はどうでしょうか。
見ただけで足元がすくんでしまい、渡ることはできないでしょう。

想像が行動を制限してしまうこと、これを「エミール・クーエの法則」と言います。
豊かな感受性、想像力は、時に「できる」ことも「できない」にしてしまうのです。

私は人前に出る職業柄、また著書も出しているので、Ａｍａｚｏｎなどの本のレビューや、ネット掲示板での教室の評価などをまったく見ないわけではありませんが、気にしすぎると行動が制限され、持ち味が活かされないのをわかっているので、あまり気にしないようにしています。

テレビに出ているタレントさんは、いわゆる「エゴサーチ」をしない人も多いと言います。

人の評価ばかり気にしていると、いいパフォーマンスはできません。

時には空気を読まず、周囲の評価を気にせず、ありのままの自分で臨んでみてはいかがでしょうか。

そのほうがいい結果が得られ、後悔することが少なくなると、経験上思います。

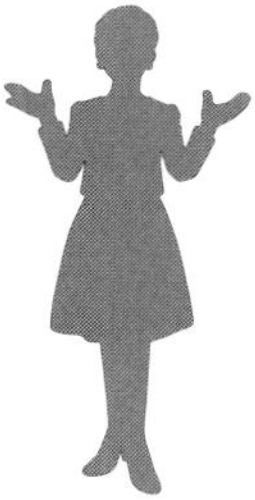

03 人前であがらない人は、人の目を気にしない。

04

あがらない人は、「緊張できるなんて幸せ」と感じる。あがる人は、「緊張しないように」と念じる。

私の講座では、受講初日に必ず全員の方に自己紹介をしていただくのですが、「今日はあがり症講座ですから、**皆さんバッキバキにあがっていただいて大丈夫です！**」と、受講生の方に「魔法の言葉」をかけます。

そのあと、セルフチェックをしていただくのですが、普段の「緊張・あがり」が「10」だとすると、概ね「5〜6」ぐらいに半減しています。

「会社で話すのと比べて相当楽でした」

とおっしゃる方がほとんどです。

「よく知っている人の前で話すより、まったく知らない人の前で話すほうが楽」という人が多いことからもわかるように、「人前が苦手だということを悟られたくない」と思う状況が、より緊張感を増すわけです。

さらに会社などでは、プレゼンや面接の受け答えのできでそのあとの評価が決まるわけですから、プレッシャーがかかって当然です。

まったくの赤の他人より、仲良しのママ友の前での保護者会での自己紹介のほうがあがるというのも、同じ理由です。

その場限りの関係より、そのあとも付き合いが長く続く関係のほうが、より弱点を悟られたくないという気持ちが強くなります。

よって、あがり症で悩む人に、大事な場面で「緊張しないように」と力んでしまうのです。

「今からレモンのことだけは考えないようにしてください」と言われると、それだけで口の中がすっぱくなり、唾液が溢れてくるのと同様に、「緊張しないように」と念じることは、逆効果です。

「考えないように」と思うと余計に考えてしまうこと、これを心理学で「抑制の逆説効果」と言います。

ではどうすればいいのでしょうか。

「緊張できるなんて幸せ」と思うことです。

人がいてくれるから「人前」です。
貴重な時間を割いて、あなたの話を聞こうとしてくれています。

誰かに何かを発信できる。
誰かの役に立てる。
生きていくうえでこれほど幸せで、名誉なことはありません。

これまで6万5千人以上のあがり症の方を指導させていただいて、いつも思うのは、
「あがり症で悩んでいる方は、一般の方より症状がひどい人なのではない。

世の中に人前で発信することを必要とされている人である」ということ。

スピーチにしろ、プレゼンにしろ、誰かに求められなければ、そんな機会はありませんから。

そしてさらに、「**それに応えたいと真摯に向き合おうとされている方**」だということ。

もちろん、本書を手に取ってくださった、あなたもそうです。

正しいあがり克服方法を学び、努力すれば、必ず上達できます。

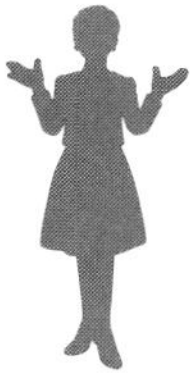

04 人前であがらない人は、人前で話せる自分を楽しむ。

05

あがらない人は、行動や習慣を変える。
あがる人は、性格や遺伝のせいにする。

あがり症で悩む方からよくこんな質問を受けます。

「私のあがり症は生まれつきのものだと思います。娘も引っ込み思案なのですが、やはり遺伝でしょうか？」

生まれつきの遺伝要素がまったくないとはいえませんが、後天的な要素のほうが大きいと思います。

たとえば、人前に出ることに対してネガティブな感情を持つ親御さんに育てられた場合、人見知りであがり症になる確率は高まるでしょう。

私は小さいころから引っ込み思案でした。

親戚の前でも話せず、いつも母親の後ろに隠れているような少女で、実の祖母からも「懐かないから可愛くない」と言われていたとか。

自覚はあります。

無愛想で、感情を表に出すのが苦手で、クラスでも大人しくて目立たない存在。

子供のころの写真はすべて仏頂面です。（苦笑）

両親はどちらかというと内向的で大人しい人なので、遺伝的にも環境的にも「引っ込み思案で人見知り」になりやすい要素はあったと思います。

小学生のころ、こんなできごとがありました。

家の近所で開催していたお祭りに、地元のテレビ局が取材にきていました。

よくある、地元の子供たちがカメラ前で元気にピースをする光景。

私と妹もその中に混ざろうとしたとき、母が私たちの手を引っ張り制止しました。

そのとき私は、「テレビに映ったり、人前に出ることは良くないことなんだ」というメッセージとして受け取りました。

本当は、そのあと何か急ぎの用事があったのかもしれません。

母自体が内向的なので、ただ単に恥ずかしかったのかもしれません。

しかし私にとっては、35年以上たった今も、あの光景を昨日のことのように鮮明に思い出せるほど強烈な体験として刷り込まれたわけです。

中学まで超内向的で人見知りだった私は、このままではいけないと帰宅部を卒業し、高校入学と同時にテニス部に入りました。

そこで、チームメイトと切磋琢磨しながらひとつのことを成し遂げる経験をしたのです。

同時に、ケーキ屋さんとハンバーガーショップでアルバイトを始めました。

内向的ながらも接客の基礎を学び、コンテストに出て賞をもらうまでになりました。

こうした「成功体験」により、極度の人見知りを克服していきました。

私が今こうして人前に出る仕事をしていることを最も驚いているのは母です。

そして、35年前、私の腕を引っ張った「あがり症」の母も、父の葬儀のとき、喪主の挨拶を立派に務めました。

葬儀前夜、原稿を書いて一生懸命練習していた姿を、忘れることはありません。

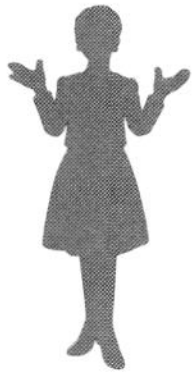

05 人前であがらない人は、性格だからとあきらめない。

06

あがらない人は、あがり症だとカミングアウトする。あがる人は、家族や同僚にひた隠す。

私たちのあがり症講座には、7割以上の方がご家族に内緒でいらっしゃいます。
それ自体を否定するつもりも非難するつもりもありません。

というか、する資格がありません。

私は、中学1年の教科書読みで声の震えや他人の目を意識し、以来**17年間あがり症で悩まされ続けたのですが、その間、誰にもその悩みを打ち明けたことはありませんでした。**

本読みが当たるとわかっているときは、仮病を使って保健室へ逃げていましたが、あくまで「仮病」であり、本当のことは親も先生も知りませんでした。

高校3年のとき、進路指導で大学進学を勧められましたが、あくまで「早く社会に出たい」という希望を訴えて、進学を拒否し続けました。

本当は、もうこれ以上授業で発表したくない一心だったのですが、最後までそれを隠し続けました。

運よく名古屋市役所に採用されたものの、新人のころや、その日、発表が回ってくるとわかっている会議や研修は仮病で逃げられたとしても、年齢や職歴が上がるたび、いつ当たるかわからないちょっとした一言や挨拶からは逃げられないという壁に当たりました。

また今は小学2年生の子供がいるのでよくわかるのですが、子供の学校行事で話す機会は意外と多く、仮に逃げるように結婚、出産したところで、「**人前で話すことからは一生逃げられない**」という現実が待っているのです。

実際、私の生徒さんには専業主婦や高齢者も多く、

「結婚したらもう人前に出なくてもいいと思っていたのに……。」

「ようやく定年退職したと思ったら、地域の役員が回ってきてしまいました……。」
と言う方も少なくありません。

一方、講座にいらっしゃる方には、小中学生のお子さんも大勢います。
そのほとんどが、親御さんが元々私の生徒さんで、そのご紹介です。
お子さんは吸収が早く、すぐに上達し、卒業していかれます。

親子で悩みを分かち合い、励まし合う姿を見るたびに、「私も親に一言でも相談していたら、きっと親はこうした教室を探して連れてきただろうなぁ」と思います。

仮病を使うのではなく、先生に本当のことを打ち明けていたら、もっと早く解決できていたでしょう。

上司に一言でも相談していたら、突然の朝の電話で会社を休むなんていう迷惑をかけずに済んだのに……。

私の行動は、ただ問題を先延ばしにしていただけでした。

そんな私だからこそ、**あがり症の人にはご家族や職場での「カミングアウト」をお勧めしています。**

人に話すことで、漠然とした不安・悩みが整理されていき、問題がクリアになり、解決策が必ず見つかります。

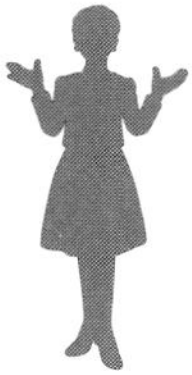

06 人前であがらない人は、悩みをカミングアウトできる。

07

あがらない人は、どうやったらうまくいくかを考える。あがる人は、どうやって逃げるかを考える。

私の生徒さんの多くは、会社経営者や管理職以上の方、士業の方やインストラクターなど、「人前で話す機会が多い方」です。

「明日、乾杯の発声をしなくてはならないんです……！」

「来週がプレゼンなんです……！」

という切羽詰まった方も少なくなく、そんな方には、

「それはラッキーですね！　すぐに克服しましょう！」

と声をかけます。

励ましや慰めではありません。実際にチャンスだからです。

私は中学1年のときの本読み恐怖にはじまり、30歳で克服するまで、ありとあらゆる機会から逃げ続けました。

逆に言うと、**「逃げられてしまったから、17年も長引かせてしまった」**ともいえます。

今から15年前、それまで逃げ続けていた私に、人生最大のピンチが訪れました。

当時所属していた市会事務局調査課の職員全員が20分の発表をすることになったのです。

「もう役所を辞めるしかない――」。

そんなときふと、とある話し方講座の広告が目に留まりました。

正直、半信半疑でした。

この重度のあがりが、講座で本当に改善するのだろうか、と。

しかし、私には時間がありません。

発表まで1か月を切っていましたので、思い切ってすぐに入会しました。

考えてみたら、それまで話す機会から逃げ続けてきたので、きちんと原稿やレジュメを準備するのもはじめてです。

あがっても震えない発声方法などの基礎を学び、事前準備をしっかり行い臨んだ結果、本番は声が上ずることなく、20分間最後まで話し切れました！

それまで人前で1分も話せなかったこの私が、です。

逃げずにやり遂げた爽快感と、役所を辞めなくてよかったという安堵感を、今でも忘れることはありません。

それをきっかけにあがり症を克服しました。

あのとき逃げられる状況だったら、私はいまだにあがり症だったと思うと、本当にゾッとします……。

今となって思うのは、**あがりを克服するキッカケやチャンスは、どうしても逃げられない状況になったときにやってくる**、ということです。

「あのときが私のあがり人生のターニングポイントだった！」と気づくのは、あとになってからなのです。

いつまでもあがり症を克服できないならば、それは何事にも逃げ道を作ってしまっているのかもしれません。

17年も引きずってしまった私だからこそ、あがり症で悩む方には、**「成功の反対は失敗でなく、逃避である」**ということを強く伝えたいです。

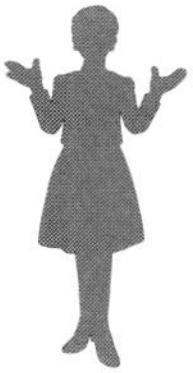

07 人前であがらない人は、逃げることをやめる。

08 あがらない人は、できる方法を探す。あがる人は、できない言い訳を探す。

あがり症克服協会へ寄せられるご質問で、特に多いものをご紹介します。

第1位：「私のあがり症は他の人と比べて特殊で重症です。本当に治るのでしょうか？」

第2位：「他の人はあがっているように見えません。こんなにひどいのは私だけです」（質問ではありませんね……）

まったく根拠のない思い込みです。

苦手なシチュエーションや現れる症状に違いはあれど、**「パブリックな場面で緊張する」「大勢の人前であがる」こと自体、特殊でも異常でもありません。**

私の講座を受講しにいらっしゃる方は、スピーチやプレゼンなどが近づき、切羽詰まっている人がほとんどですが、ゴールである本番が近づいている人ほど、克服が早いです。

レッスンでは改善点をすぐに見つけ、アドバイスしますし、すぐにそれを実行される方は、早い人では1日で改善します。

ところが……残念ながら、克服が難しい方もいます。

もちろん、症状が重度・軽度ではありません。

それは、「いろいろと言い訳をして、結局何もしない人」です。

「まだちょっと自信がないので、やめておきます……。」

「仕事が忙しいので、もう少し落ち着いたら……。」

「子供が小さいので、無理そうです……。」

「自信がないからやらない」のではなく、「自信をつけるためにやる」んです。

「自信がついてから」と言う人に、真に自信がつく日は残念ながらやってきません。「自分を信じる力」と書くように、自信とは何かをやり遂げてはじめて得られるものだからです。

仕事に支障を来たしているから困っているのに、その仕事を言い訳にしたら本末転倒です。

「300人の前で堂々とスピーチできました！」

「役員プレゼン、大成功しました！　周りからも『良かったよ！』と言われました！」

生徒さんの成功体験を何千、何万回と聞いてきましたが、それらは「奇跡」でも、もちろん「才能」でもなく、「今まで自転車に乗れなかった人が、練習して乗れるようになった」のと同じで、**「正しい乗り方を学び、練習した」結果**です。

「今日は天気が悪いから……。」

「もう少し暖かくなったら……。」

先延ばしにしても、何も得られません。

できない、やらない理由を探したらキリがありません。

苦手を上手にする秘訣は、「逃げない」、「言い訳しない」、「チャンスを逃さない」です。

「自転車に乗るのが怖いから、後回しにする」のではなく、まずは正しい乗り方を覚えましょう！

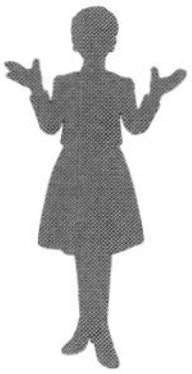

08

人前であがらない人は、逃げず、言い訳せず、チャンスをつかむ。

09

あがらない人は、ちょっとの変化を楽しめる。あがる人は、一瞬で変わる魔法があると思う。

私のところへ受講しにいらっしゃる方の中には、

「一瞬であがらなくなるコツを教えてほしい」

と言う方が少なからずいらっしゃいます。

「おまじないでしょうか？」

「それともツボか何かでしょうか？」

と丁重にお答えさせていただきます。（笑）

それはつまり、「一瞬で泳げる方法を教えてほしい」という質問と同等ですよね。

もちろん、プロのコーチは上達のコツをたくさん持っていますので、素人が自己流でやるのとは比べ物にならないぐらい早く泳げるようにはなるでしょう。

私も誰よりも早く、あがり症状を改善させる自信があります。


しかし、何事にも基礎というものがあります。


今、小学生の息子がスイミングスクールに通っていますが、まずは準備体操をしっかりして、水に慣れる練習をします。

水に対する恐怖心がなくなったら、今度は水に顔をつける練習をします。

頭までしっかり潜れるようになったら、次に蹴伸びの練習。

クロールで25メートル泳げるようになるのは、先の先です。


ただし、プロに習うフォームはきれいです。

ゴルフやテニスも同じですね。


水泳で言う「水に慣れる」のと同じ効果として、**あがり症や人見知りで悩む人には、ま**

ずは自分から挨拶することをお勧めしています。

人前で話すというのは、一方向のコミュニケーション。

聞き手がたとえ無関心、ノーリアクションでも、話し手は発信し続けなくてはならず、そういう意味では過酷で厳しい労働条件であり、いい意味での「免疫」が必要です。

双方向の人間関係が作れない人が、人前で堂々と話せるようになりたいというのは、水に顔がつけられないのに、クロールで25メートル泳ごうとするのと同じぐらい無謀なことです。

初対面の人に自分から挨拶する。

美容院や飲食店で店員さんに声をかける。

電車やバスでお年寄りや妊婦さんにすすんで席を譲る。

会合や研修で自ら発言する。

セミナーや講習会で最前列に座る。

何でも構わないので、人に対して今までなんとなく避けてきたこと、苦手としてきたことを、すすんで意識的にやってみてください。

消極的な行動から、積極的な行動への変化です。

気づいたら、いつのまにか水中に潜るのが怖くなくなるように、毎日のちょっとした変化、努力の積み重ねが、必ず大きな結果として返ってきます。

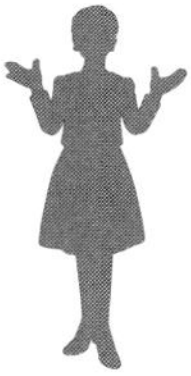

09

人前であがらない人は、まず人と関わる小さな一歩を踏み出す。

10 あがらない人は、人前に出るのを名誉だと思う。あがる人は、人前に出るのは恥だと思う。

あなたが仮に、披露宴での来賓祝辞を依頼されたら、真っ先にどう感じますか？

「スピーチか……あがっちゃうだろうな……。」
「失敗して恥をかいたらどうしよう……。」
「新婦側の主賓と比較されたら、嫌だな……。」

このような後ろ向きで自分本位な考え方をしていませんか？

私も15年前までは極度のあがり症でしたので、「人前に出るのは恥で情けないこと」といつも考えているタイプの人間でした。

「たいへん光栄なお話をいただき、ありがとうございます！」

「精一杯務めさせていただきます！」


これからはぜひこう言ってみてください！


今は人前に出るのが本業の私にも、実は苦手なシチュエーションがあります。

たとえば、テレビ番組の収録。

テレビ局のスタジオで、プロデューサーさん、ディレクターさん、カメラマンさん、照明さん、ヘアメイクさん、マネージャーさんなどの「プロ集団」に見られ、カメラ数台に囲まれ、一流のタレントさん相手に台本どおりに、時にはアドリブで進行する……。

テレビ出演は年に数回あるかないかなので、なかなか慣れません！

（顔には出しませんが）未だにテンパります。（汗）


そしてもうひとつ、よいしょっと気合を入れないといけないのが、司会のお仕事。

私は元々、学生時代の教科書読みであがりを意識しているので、未だに「原稿を正確に読む」ことに対する緊張感は、好きにフリーで話すよりかは若干あります。

同じ300人規模のホールでも、司会ではなく講演となると、年間200回以上行っているので、緊張感はぐっと減ります。

やはり「慣れ」の部分も大きいんですね。


このような、自分にとってややハードルの高いお仕事のご依頼をいただくと、

「今、締切が近い原稿を何本も抱えているし、講演も立て込んでいるし……断っちゃおうかな。」

という気持ちがムクッと起き上がりそうになります。

しかし、それをすぐに打ち消し、

「もちろんやらせていただきます！」と即答すると決めています。


もともとあがり症だった、協会の認定講師の先生方も、皆さん本業に家庭に忙しい方ば

かりですが、仕事を振ると、
「はい、やらせていただきます！　機会をいただき、ありがとうございます！」
と気持ちよ〜い答えが返ってきます。

そんな方と仕事がしたいし、そんな方は必ず伸びます。

誰かに必要とされたとき、「恥をかきたくない」∨「誰かの役に立ちたい」「たいへん名誉なこと」と思えたときが、真にあがり症を克服したときと言えるのかもしれません。

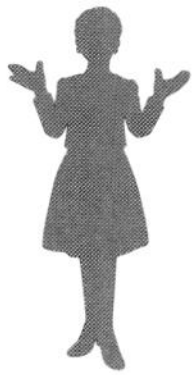

10
人前であがらない人は、誰かに必要とされたときにふっきれる。

11 あがらない人は、昨日の自分と比べる。あがる人は、他人と比較する。

あがり症克服講座の体験レッスン後のアンケートには、よくこのようなことが書いてあります。

「皆さん上手に話されていて、私のようにあがっている人はいないようでした。やはり私が一番重症です」

「他の皆さんはスキルアップのために来ているようで、私のような者は場違いだと思いました」

皆さんはご自身のあがりしか知らないはずですから、「他の人と比べて重症」「自分は場違い」の根拠はどこにもありませんよね。

そもそも人と比べようもないことなのに、「自分が一番ひどい」と思い込んでしまうのが、

あがり症の人の思考パターンです。あなたもそうでしょうか。

もちろん気持ちはわかります。

私も中学生のころからずっと「自分が世界で一番ひどいあがり症」だと思っていましたから。

少々古いお話で恐縮ですが、1995年放送のテレビドラマ「王様のレストラン」で、松本幸四郎さん演じるギャルソン・千石さんと、山口智子さん演じるシェフ・しずかさんとのこんなやりとりがあります。

千　石）あなたには可能性がある。
しずか）ない！
千　石）ある！
しずか）自分のことはよく知っています！（怒）
千　石）あなたは自分のことしか知らない。でも私は100人のシェフを知っている。

まさに私と生徒さんの間でよくあるやりとりです。（笑）

私は6万5千人以上のあがり症の人を知っていますが、はっきり言って**元々重症かどうかなんてまったく関係なく、誰でも話し上手になる可能性を持っています。**

「自分が世界一のあがり症」などという根拠のないことにエネルギーを使っても無駄なので、**お勧めするのは、「昨日の自分」と比べること**です。

以前と比べて、人の顔が見られるようになった。

声がしっかりと出せるようになった。

話し方はスキルなので、パソコンを習うのと同じ、過去の自分と比べてできなくなることはありません。

チェックリストを作って、成長記録を記していってください。

誰かに評価してもらうと、より客観的で効果的です。

私は生徒として話し方講座に入会した初日からずっと「レッスンノート」をつけています。

レッスン初日には、「２００２年１月12日　先生からの注意『声を大きくお腹からはっきりと』」と記してあります。

それが、レッスン４日目の２月23日のページには、「良くなったと褒められる」と書いてあります。

声が小さく聞き取れなかった自分も、４日目には改善しているのがわかります。

今となっては、私が声が蚊の鳴くような声だったなんて誰も信じませんが（笑）、実は、昨日の自分より成長しようと頑張ってきた積み重ねの上に今があります。

スピーチ上手な人は、昨日の自分より上達するべく、もれなく努力しています。

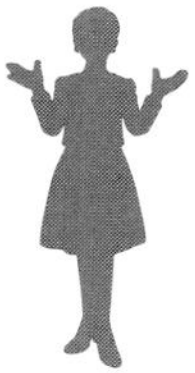

11　人前であがらない人は、昨日の自分より上達しようと努力する。

第2章

口癖・考え方 編

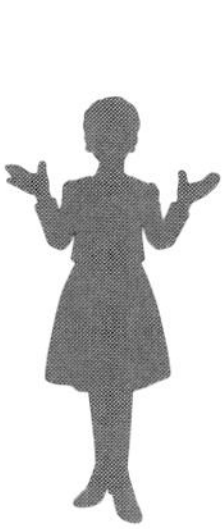

12 あがらない人は、「なるほど」「そうですね」と言う。あがる人は、「でも」「だって」「どうせ」を連発する。

「**魔の5Dフレーズ**」というのをご存じでしょうか。

頭文字が〝D〟で始まる言葉で、「でも」「だって」「どうせ」「だけど」「だから」の5つです。

このフレーズのあとはネガティブで否定的な言葉が続くので、このように呼ばれています。

「でも……自分は緊張体質だから……。」

「だって……これは遺伝で生まれつきだから……。」

「どうせ……練習してもムダだし……。」

「だけど……忙しいので準備する暇がないし……。」

「だから……失敗するに決まってる……。」

郵便はがき

恐れ入りますが
切手を貼って
お出しください

112-0005

東京都文京区水道 2-11-5

明日香出版社

プレゼント係行

感想を送っていただいた方の中から
毎月抽選で 10 名様に図書カード(1000 円分)をプレゼント!

お名前《ふりがな》	
ご住所	郵便番号 (　　　　) 電話 (　　　　)
	都道府県
メールアドレス	

* ご記入いただいた個人情報は厳重に管理し、弊社からのご案内や商品の発送以外の目的で使うことはありません。
* 弊社 WEB サイトからもご意見、ご感想の書き込みが可能です。

明日香出版社ホームページ　https://www.asuka-g.co.jp

ご愛読ありがとうございます。
今後の参考にさせていただきますので、ぜひご意見をお聞かせください。

本書の
タイトル

年齢：　　　歳	性別：男・女	ご職業：	月頃購入

● 何でこの本のことを知りましたか？
① 書店　② コンビニ　③ WEB　④ 新聞広告　⑤ その他
(具体的には →　　　　　　　　　　　　　　　　　)

● どこでこの本を購入しましたか？
① 書店　② ネット　③ コンビニ　④ その他
(具体的なお店 →　　　　　　　　　　　　　　　　　)

● 感想をお聞かせください

① 価格	高い・ふつう・安い
② 著者	悪い・ふつう・良い
③ レイアウト	悪い・ふつう・良い
④ タイトル	悪い・ふつう・良い
⑤ カバー	悪い・ふつう・良い
⑥ 総評	悪い・ふつう・良い

● 購入の決め手は何ですか？

● 実際に読んでみていかがでしたか？（良いところ、不満な点）

● その他（解決したい悩み、出版してほしいテーマ、ご意見など）

● ご意見、ご感想を弊社ホームページなどで紹介しても良いですか？
① 名前を出してほしい　② イニシャルなら良い　③ 出さないでほしい

ご協力ありがとうございました。

うまくいくはずがありませんよね。

いい意味でも悪い意味でも、言葉の力は侮れません。

自分に「どうせ失敗する」という否定的な言葉を投げかけるのは、他人に「どうせ失敗するよ」と言われるのと同じくらい、それ以上にダメージがあるのです。

あがり症の人は、自己評価が低い人が多く、客観的にアドバイスしても、

「いや、そんなことはないです」
「自分は全然ダメなので」

と自己否定してしまう方が多いです。

一方、早く上達する方は、他人からの助言を

「なるほど～」
「確かにそうですね！」

と受け入れ、すぐに実行されます。

Hさんは、65歳のとき、私のところへレッスンに来られました。いわゆる「箱入り奥様」で、それまではご主人の陰に隠れていたので、人前でまったく話せない方でしたが、地域の役員が回ってきてしまい、いよいよ逃げられなくなってしまったとのことでした。

入会時のHさんの口癖は、「どうせ歳だから」。レッスン中も、「どうせ歳だから……（上達しない。）」「こんな歳だから……（治るわけがない。）」を常に連発されていました。

私はすぐに、「どうせ歳だから禁止令」を発令しました。長年の口癖なので、最初のころはつい言ってしまっていましたが、数か月後にはすっかり消え、ついには３００名の前でも自信を持って堂々と話せるようになりました。

そして、当初の目的だった地域の役員をしっかりと務め上げ、やがてその功労が認められ、市長賞を授賞されるまでに！

授賞式の様子は新聞でも報道され、満面の笑顔で記事を見せてくださったときは本当に嬉しかったです。

そして、76歳の今も、現役バリバリのスピーカーです！

11年前の入会時より、今のほうが断然お元気で若々しいです。

今の彼女の口癖は、「人前は楽しい！　幸せ！」です。

「でも」「どうせ」「だって」は控えめにして、ポジティブフレーズのシャワーをご自身にたっぷり浴びせてください！

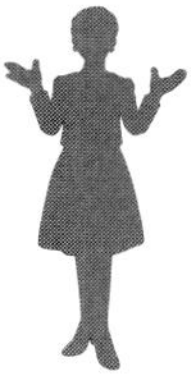

12 人前であがらない人は、自分に「どうせ」禁止令を敷いている。

13

あがらない人は、「スピーチさせていただける」と言う。
あがる人は、「スピーチさせられる」と言う。

新学期、新生活がはじまる3〜4月、またイベントや結婚式が多い10〜11月は、最もレッスン希望者が増える時期でもあります。

「今回異動になった新しい部署では、毎週朝礼があり、スピーチをやらされるんです……。」

「4月から昇任したので、挨拶をさせられる機会が増えそうです……。」

「PTAの役員になってしまいまして……。ホント、貧乏クジを引いてしまいました……。」

などなど、出てくる出てくる。（笑）

もうおわかりですね。

皆さん口を揃えて**「やらされる」「させられる」**と言うのです。

あがり症の人の特徴として、マイナス思考癖があります。

たとえば、「交通事故に遭って、車が傷つきました。まったくツイてないです……。」
それって本当にツイていないのでしょうか。
考え方によっては、ケガひとつしなくて良かったのではないでしょうか。

同じできごとでも、考え方、捉え方によってまったく違います。

「人前で発表しなくちゃいけない／発表させられる」→**「人前で発表させていただける」**
「忙しいので無理です」→**「難しそうだけどやってみます」**
「練習しないとうまくできない」→**「練習すればうまくできる」**
「あと1週間しかない」→**「あと1週間もある」**
「あがってきた」→**「ドキドキ・ワクワクしてきた」**

Aさん（30代女性）は、あがり症もさることながら、異性にモテないことが悩みでした。一度はデートまでこぎつけるものの、いつも2回目がないそうです。

レッスンしていても、前ページのようなネガティブワードを連発しています。デートならなおさら、それはそれはお相手の男子は楽しくないでしょうね……。

そして、モテないことを、自身の口癖ではなく、年齢や容姿のせいにしているのも、とてももったいない気がしていました。

あがり症だけでなく、恋愛ベタも克服できるといいと思い、こんなアドバイスをしました。

会話するときは、「どうせ」「だって」や「ツイテない」「運がない」はやめること。

そして、何度かメッセージをやりとりする中で、多少相手からの連絡が途絶えたとしても、「どうして連絡くれないの？」と責めるのではなく、「お仕事お忙しそうですね♪」にすること。

そして、決戦の日がやってきました。

オーダーしたお料理が出てくるのが遅く、いつもなら「なんで遅いの！」となるところを、

「お腹すいた分、きっと美味しいね！」

と言えたそうです。

結果は……その一言で彼のハートをガッシリわし掴みにしました！（笑）

スピーチやプレゼンも同じ。

「やらされ」マン、「させられ」ウーマンのところに、いい結果はやってきません。

日ごろからポジティブワード、ポジティブシンキングを心がけましょう！

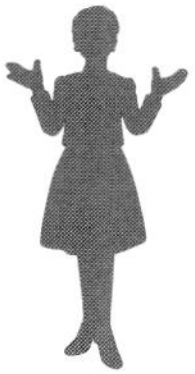

13 人前であがらない人は、やらされマンを卒業する。

14 あがらない人は、「こうなりたい」と言う。あがる人は、「こうなったらどうしよう」と言う。

はじめて講座を受講される方には、もれなく「受講後はどうなっていたいですか？」という質問をしています。

漠然と、「あがらないようになりたい」ではなく、

「○月○日の部下の披露宴の主賓挨拶を無事に務めたい！」

「半年後に、３００名の社員の前で堂々とプレゼンしたい！」

など、ヒアリングしながら具体的に書き出していただいています。

そうすることで、**本番までにやるべきことが整理され、スケジュール感が掴めてきます。**

さらに、

「そのスピーチ（プレゼン）は、『誰のために』『何のために』やりますか？」

とお聞きしています。

「あがったらどうしよう」という自分本位な思考ではなく、**「人前に立つということは何か目的や役割があり、それを必要としている人のためにこれをやる」**

↓**「それが成功すると結果的に自信になる」**

といういい流れを作るためです。

なので、「緊張しない」ということを目標にするのではなく、「無事に責務を終える」ということをゴールとしています。

たとえば私は、前にも述べたとおり、大勢の人前での司会のお仕事が今でもとても苦手で緊張します。

しかし、「緊張したらどうしよう……」という思考は、いい結果を生みません。

「主役は出席者の皆さんであり、皆さんが満足して帰っていただけるように努めるのみ！」

とし、

「それができたら私ＯＫ！　合格！」

としています。

「ご褒美スイーツを買って帰ろう」とか、「終わったら美味しいお酒を飲もう」とか、終わったあとの楽しいことを考えると、少しワクワクしてきます。

いつも舞い上がってしまうテレビ・ラジオのお仕事も、

「全国ネットで大恥をかいたらどうしよう……。」

ではなく、

「テレビ前の視聴者の方に、【あがり解消法】をお伝えするのが私の使命でありミッションである！」

とゴール設定し、

「一般的につらく苦しいイメージがある【あがり症】を、日本で一番明るくわかりやすくお伝えできる講師でいよう！」

と常に思っています。

それができたとき、何ともいえない爽快感、達成感がやってきます。

さらに、「**これを機にさらに自分のステージが上がる！**」と思えたら最高じゃないでしょうか。

月並みですが、やはり、「高ければ高い壁のほうが、のぼったとき気持ちいい」ですもんね。

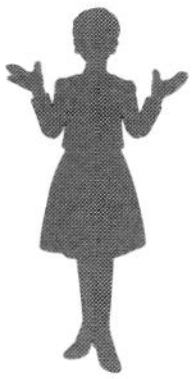

14 人前であがらない人は、緊張したらどうしようを封印する。

15

あがらない人は、どんくさいことしたらネタにする。あがる人は、どんくさいことしたらヒミツにする。

アメリカの心理学者ウィル・シュッツ博士によると、人間は「自己重要感（Self-Significance）」「自己有能感（Self-Competence）」「自己好感（Self-Likability）」という3つの欲求を満たしたいという思いがあるそうです。

「自己重要感」とは、自分を大切な存在として認めてほしいという欲求のこと、
「自己有能感」とは、自分の能力を認めてほしいという欲求のこと、
「自己好感」とは、自分のことを好きになってほしいという欲求のことです。

つまり**人は、自分は「大切な存在」で「できる人間」で「好かれている」と感じられるとき、十分に満たされて安心できる**ということです。

反対に、これらが脅かされるとき、「恥をかきたくない」「カッコ悪いところを見られたくない」と自意識過剰になり、あがってしまうのです。

特に、「自己有能感」は、他人との比較において評価する傾向にあるので、自己有能感を満たしたい人ほど、緊張の症状が強く出ます。

一方で、人は、他人の失敗談や不幸話が大好きです。

ワイドショーや週刊誌は毎日ゴシップで溢れていますし、芸能人が過去の貧乏自慢をしたり、コンプレックスをネタにするのは、そのほうが人気と好感度が上がるからです。

人気者に、弱みをどんどん開示しています。

これを心理学で「自己開示の返報性」と言い、**自己開示する人には、相手が心を開き、自然と好感を持つ**のです。

私は元々重度のあがり症でした。

13年前の起業当時は、「元あがり症の話し方講師」など見向きもされず、「あがり症克服講座」は企画担当者レベルで門前払いでした。

「あがり症という言葉は使わないで、【素敵な話し方】的なセミナータイトルにしたらどうですか?」

というアドバイスも受けましたが、一切聞く耳を持ちませんでした。

私が自己開示しないで、誰が信頼してついてきてくれるだろう、そこはブレたくないという思いでした。

「あがり症克服協会」という、あまりに直球ストレートな協会名を付ける際も、たくさんの人に反対されましたが、絶対に譲りませんでした。

本当に必要な人に響けばいい、その一心でした。

弊社の認定講師は全員元重度のあがり症ですが、その講師たちにも常に「弱点は最大の強みである」と話しています。

「自殺を考えるほど悩んでいた」「かつては出社恐怖症だった」それを開示できたとき、

弱みは武器になります。

少しはずれますが……「女性の年齢を聞くのは失礼」などと言いますが、私は自分から言っちゃいます。気を遣って話題に触れないほうが、居心地悪いからです。（笑）

講演中、盛大にカンでしまうこともありますが、

「カミカミでスミマセン！」

とオープンにしちゃいます。

以前の私なら、軽く2〜3日落ち込んだと思いますが、今は違います。

「緊張してトチってしまっても、それを笑ってネタにできるぐらいの器を持っている人がカッコいい。」

あがりを克服して、同時に得たマインドです。

この感覚がつかめたら、怖いものなしですよ！

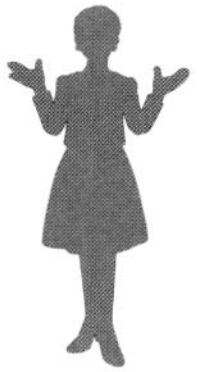

15 人前であがらない人は、トチっても自分を笑える。

16

あがらない人は、ミスしても誰も聞いていないと思う。あがる人は、ミスしたら誰かに怒られると思う。

レッスンをしていると、生徒さんからこのように言われることがあります。

「先生は私を褒めることしかしませんよね。

本当はもっと悪いところがあるはずです。

先生は仕事だから、私に優しくしてくれるんですよね。」

もちろんそんなことはありません。

私は「あがり症克服の専門家」として、客観的に見てアドバイスしています。

生徒さんからこのようなことを言われるのは、実は少なくないのです。

対人関係が苦手な人に多い思考パターンだからです。

自分の存在は、他人にとって迷惑で不愉快であると決めつけてしまっていて、相手がいくら「そんなことないよ」と否定しても、決して聞く耳を持たないから、結果的に相手を不愉快にさせ、その考えはますます確固たるものとなってしまいます。

これでは人づき合いがうまくいくはずがありません。

また、対人関係がうまくいかない人の特徴として、**自分の意見を飲み込んでしまう**ことが挙げられます。

「自分の考えをどう伝えていいかわからない」ことに加えて、「こんなことを言ったら嫌われるのではないか？」など、人にどう思われるかが気になってしまう傾向にあるのです。

このような思考癖から、言いたいことをガマンしているうちにイライラやモヤモヤが募り、時には意図と反して思いがけずキツイ言い方をしてしまったり、失言をしてしまうことが多々あります。

ネットやメール、ＳＮＳの普及により、人と直接関わることの少なくなってきた現代、一対一や少人数での会話にも苦手意識を持つ人が増えてきているのです。

こういった人に効果的なのが、アサーション・トレーニング、つまり自他尊重の自己表現です。

人は誰でも次のような権利（アサーション権）を持っています。

①自分自身である権利
②自分を表現する権利
③これら2つの権利を行使するにあたり、罪悪感や無力感を感じなくていい権利

たとえば、こういうことです。

①緊張しても、声が震えてもいい。うまくできなくてもいい
それ以上でもそれ以下でもない、それが今のあなたなのだから。（自分自身である権利）

②上手じゃなくてもいいし、人と比べなくてもいい
自分の思いを素直に表現してみましょう。（自分を表現する権利）

③ 仮にあがってしまっても、「自分はダメだ」「緊張するのは恥ずかしい」と、自分を責めたり、情けなく感じなくてもいい（罪悪感や無力感を感じなくていい権利）

さらに、こういうと元も子もないのですが……。

人は自分の人生を生きるので精いっぱいで、他人の言動にさほど興味ありません。

朝礼でトチってしまっても、プレゼンで失敗しても、覚えているのは自分だけです。

集合写真を撮り、プリントアウトされたものを見るとき、真っ先にどこに注目しますか？　自分ですよね。

集合写真で目をつぶってしまっていたら、自分はひどく落ち込みますが、周りは気にもしません。

誰も気にしていないのに、そのことに捉われて必要以上に落ち込むのは時間がもったいない！　次につなげましょう。

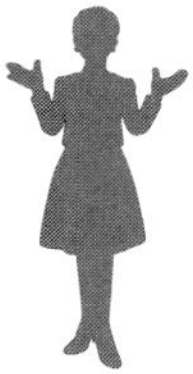

16 人前であがらない人は、うまくできないからと落ち込まなくてもいいと自分を大事にする。

17

あがらない人は、自分はモテると思っている。あがる人は、男性にも女性にもモテる。

これは逆だと思う人も多いのではないでしょうか？

違います。

緊張する人はモテます。

「人前であがる」というのは「その場の空気が読める人」です。

ここ一番の場面で失敗したくない。

期待に応えたい。

そう強く思うからあがるわけです。

その場面をいい加減に捉える人、傍若無人で自由に振る舞える人は、みじんも緊張しません。

そしてもちろん、あがりで悩む人は、緊張する人の気持ちが痛いほどわかります。

人の痛みがわかり、そっと寄り添うことができる人は、老若男女問わず自然とモテます。

私の教室に通われている生徒さんは、皆さんめちゃくちゃいい人で、いわゆる「揉め事」や「諍い」が一切ありません。

皆さん温厚で、謙虚で控えめで、気配り上手で、ワレがワレがと我を通すタイプの方が一人もいないので、教室はいつも平和です。（笑）

弊社の認定講師も、「元あがり症、あるいは現あがり症に限る」としています。

スピーチスキルの有無でいえば、元アナウンサーなど、「話すことを生業としている人」のほうがレベルが高いかもしれませんが、あがり症で悩んでいる人の痛み、苦しみは、経験したことがある人にしかわかりません。

他社の話し方講師の中には、

「ワタシ、全然緊張しないんで〜、緊張する人の気持ちはまったくわかんないんですよね〜」

と言う人もいます。

その先生に悪気はありませんし、当然といえば当然です。

自ら克服した経験があるからこそ、悩んでいる人の気持ちが痛いほどわかるし、説得力を持って人に伝えられるのです。

講師にしろ、取引先にしろ、一緒に仕事をしたいと思う人は、「仕事に緊張感を持っている人」です。

自分との時間や出会いを大切に思ってくれる人に好意を持ちます。

採用面接で、緊張感のない話し方で気軽に接してくる新入社員を、どこの会社もほしくないですよね。

初デートで緊張感と初々しさのない異性とは、二度と会いたくありません。(笑)

緊張するのは、相手を尊重している証拠です。

私も今でも緊張します。

経験を積み、うまくできることが増えてくると、初心を忘れてしまいがちですが、常に過去のレッスンノートの1ページ目を見返し、不安の中、はじめて話し方教室に足を運んだ日のことを忘れないようにしています。

そして、(そんな日は一生来ないと思いますが)**まったく緊張を感じなくなってしまったら、そのときは教壇を降りようと思っています。**

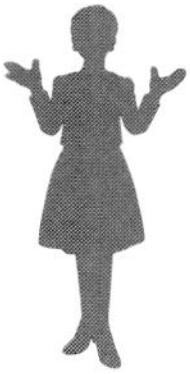

17 人前であがらない人は、あがっていた過去も糧にする。

第3章

日常生活 編

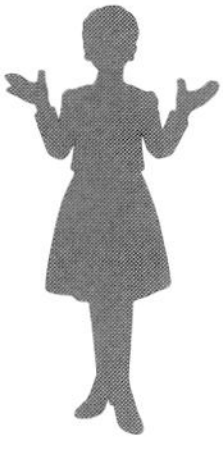

18

あがらない人は、身体を動かすことが好き。あがる人は、運動習慣がない。

運動習慣があるかないかが、一瞬でわかる方法があります。

「両手を上に上げてください。」

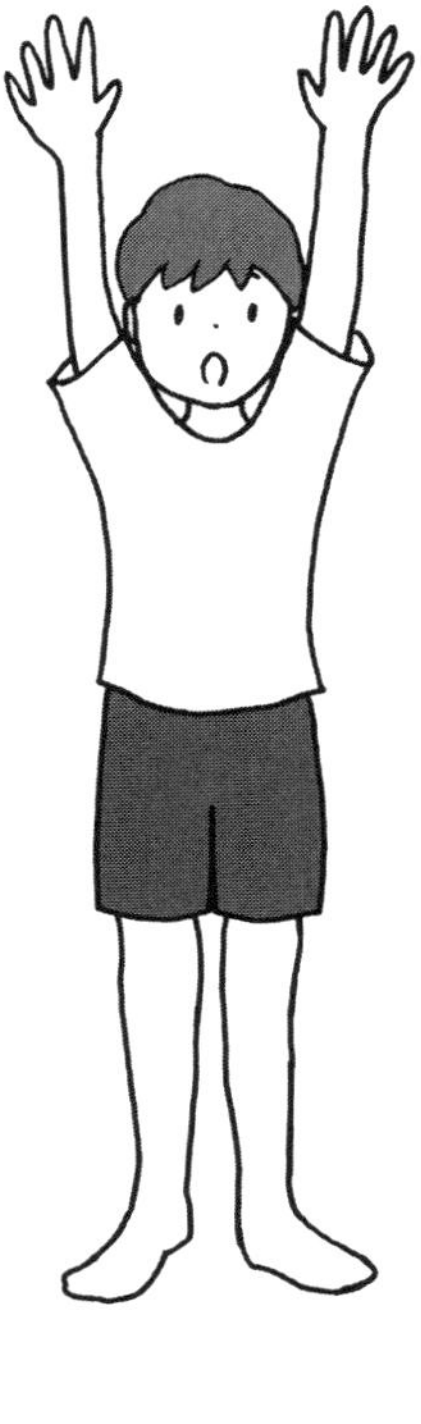

日ごろから身体を動かしている方は、天井に向かってまっすぐ上がりますが、あまり運

動をしていない方は、両腕が斜め前に向いてしまいます。

あとは、背中で握手をしていただく方法。

届かないだけでなく、極端な左右差が生じています。

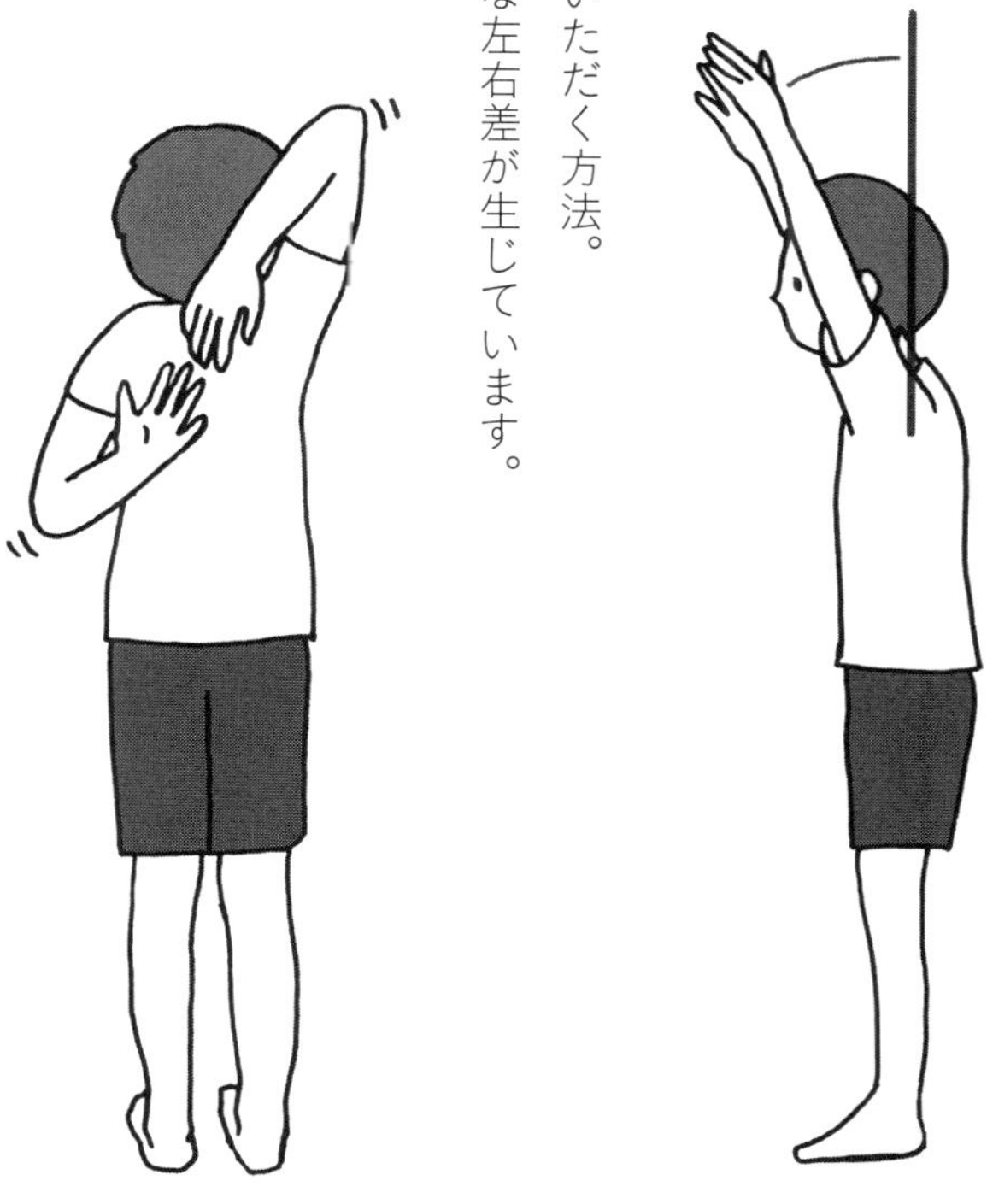

「あまり運動されていないですね」
と言うと、
「どうしてわかるのですか？」
「まさか運動不足があがりに関係するとは思いませんでした！」というお声も。

あがり症、話しベタで悩む人の大半は、運動習慣がありません。

発声はスポーツなので、**身体を動かすのが苦手な方、億劫な方は、声も出しづらい**ことが多いです。

体調が悪いとき、寝不足のときは、声も出にくいですよね。

年齢を重ねると、声枯れが生じてくるのも自然なことです。

それほど、発声と身体は密接に関係しています。

特に上半身の筋肉が硬いと、いざというとき肩や首周りに余分な力が入ってしまい、声の上ずりや顔の硬直を引き起こします。

軽いストレッチなどでいいので、定期的に身体を動かしてみてください。

動かしたあと、声を出したら、スムーズになっているはずです。

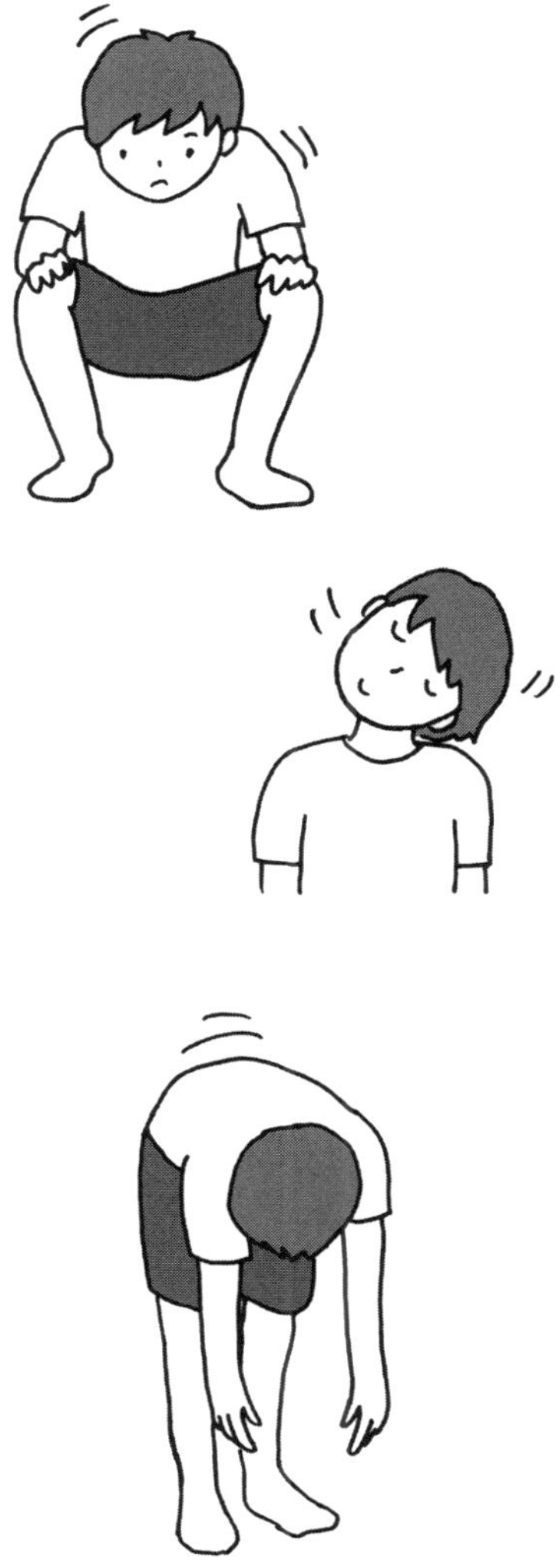

1日5分のフィジカルトレーニングであがり症を改善しましょう!

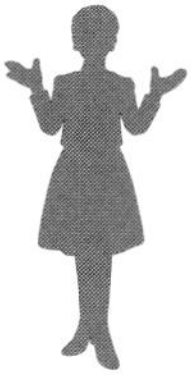

18 人前であがらない人は、軽く体を動かして声を出す。

19 あがらない人は、背筋が伸びている。あがる人は、猫背で前傾姿勢である。

あなたの身近にいる「自信に満ち溢れている人」を思い出してみてください。
姿勢がピンとしていて、颯爽としている人ではないでしょうか。
反対に、いつも自信がなさそうな人はどうでしょうか。
背中が丸まっていて、視線を落としがちではないでしょうか。

このことからもわかるように、**「人前で堂々と話す」ことと、「話すときの姿勢」は、実は密接に関係しています。**

これまで6万5千人のあがり症の方をレッスンしてきましたが、大半の方は姿勢が前かがみになっています。

しゃべる前から、腰が引け、萎縮してしまっているのです。

猫背や巻き込み肩（肩が前に丸まり気味になっている姿勢）は呼吸がしにくくなるので、息苦しさや声の上ずりも生じやすくなります。

「人の脳は言動や態度に騙される」ということをご存じでしょうか。

緊張しているときこそ、胸を張って視線を上げて堂々と振る舞うと、自然と落ち着いてきます。

あがり症で悩む人は、まず背筋を伸ばしてみてください。

人前で話すとわかっているときは、実際に話す場所、たとえばステージ上に立って、胸を張ってみてください。

演台やマイク、ホワイトボードなど、実際に使うものがあったら、その前に立って、背筋を伸ばし視線を上げて、会場を見渡します。

レッスンでも実際に行っている方法ですが、不思議なことに、たったそれだけでも自信が湧いてくることが、実証済みです。
姿勢を改善することで、緊張をコントロールすることが可能です。
これほど簡単ですぐにできる方法はありませんので、ぜひお試しください！

【一瞬で姿勢を矯正する方法「壁立ち」】

①まずは、何も意識しないで壁の前に普通に立ってみてください。

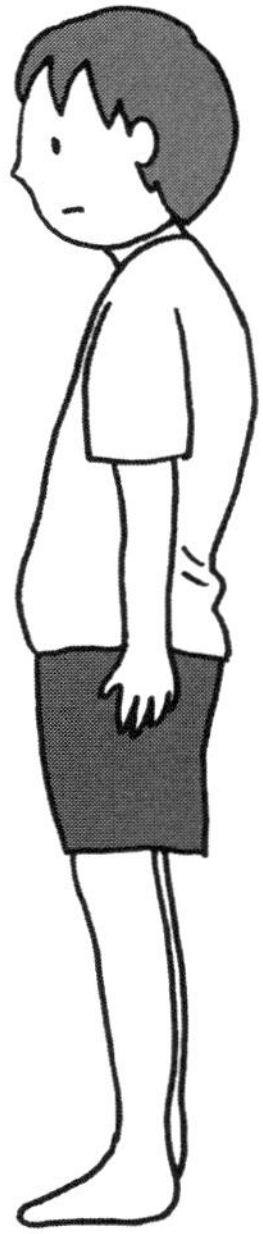

②次に、かかと、お尻、背中、後頭部を壁に当てて立ってみてください。
横から見たとき、後頭部からかかとまで一直線になっているのが正しい姿勢です。

③ そして、その状態を保ったまま一歩前に出てみてください。
普段の姿勢がいかに前かがみ気味になっているのかがわかると思います。

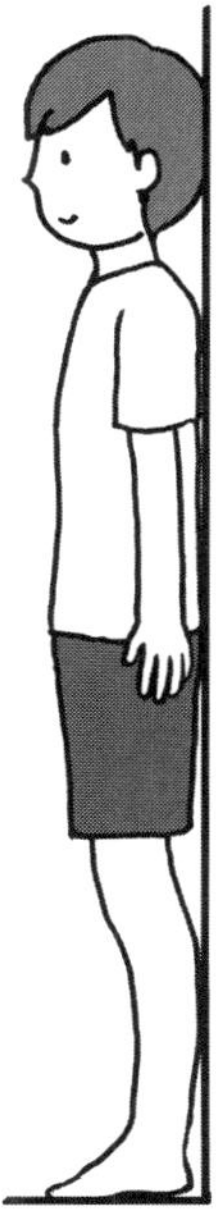

④ その姿勢を覚えておき、いつも意識するようにしましょう。

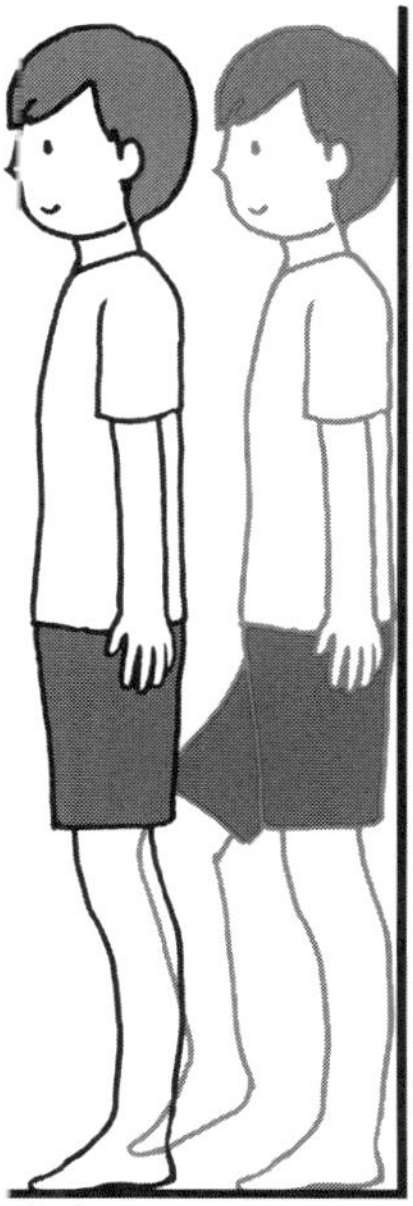

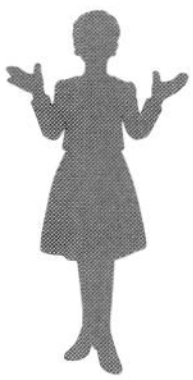

19
人前であがらない人は、まず背筋を伸ばす。

20 あがらない人は、息の流れがスムーズである。あがる人は、息が浅い。

あがり症状を引き起こすのは、自律神経のうちの交感神経です。

自律神経は心臓、血液、消化器官など生命にかかわる神経であり、私たちの意思とは関係なく、無意識のうちに心身を調整してくれています。

逆に言うと、自律神経を自分の意思でコントロールするのはたいへん難しいということです。

緊張すると体温が上がって38℃くらいになってしまうので、平熱の36℃にしたい……

それは難しいですよね。

心拍数や体温、血圧などを自分の意思で調整するのは困難なことであり、あがりを克服するのは無理・難しいと思われがちな理由はここにあります。

しかし、自らの意思で身体にアプローチし、リラックスする方法があります。

それは「呼吸」です。

胸に手を当てながら、息を吸ったり吐いたりしてみてください。

胸がアップダウンするのが感じられると思います。

これが胸式呼吸です。

肺は自律した働きができないため、肺の周りの筋肉を使って呼吸をしているのですが、胸式呼吸法は肺の上のみを動かすので、息が浅くなりやすく、声帯に近いため、声が震えやすくなります。

一方、腹式呼吸は横隔膜とその周辺の筋肉を動かすことによって、強い呼吸、震えない声を作ることが可能です。

具体的には、胸式呼吸では横隔膜が約1・5センチしか動かないのに対し、腹式呼吸を行うと10センチ近く上下すると言われています。

吸気に換算すると、通常時は約450ミリリットルなのに対し、横隔膜を最大限動かした場合は、約3000ミリリットル吸えると言われています。

では、実際にやってみましょう。

【腹式呼吸のやり方】

①おへその少し下、丹田に手を当てます。

②手を当てた部分を引っ込めながら、今ある息を口からすべて吐き切ります（お腹がぺったんこになっていますか？）。

③次に、引っ込めたお腹を膨らましながら、鼻から息を吸います。

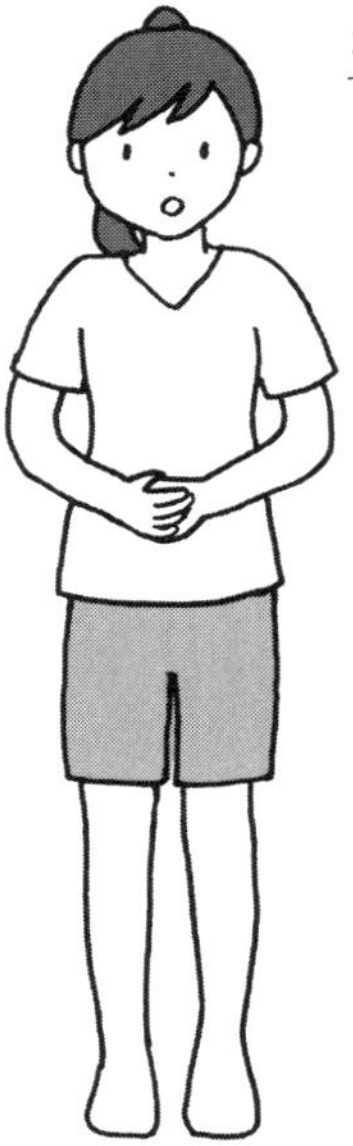

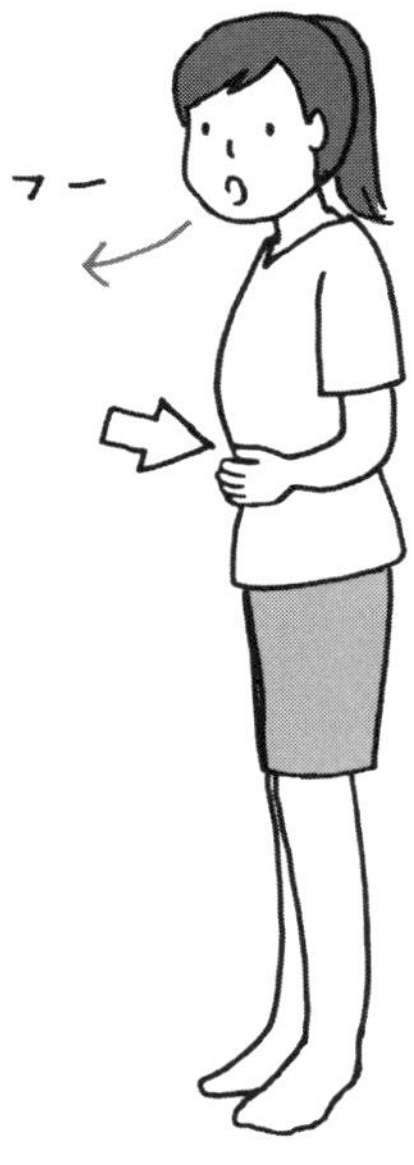

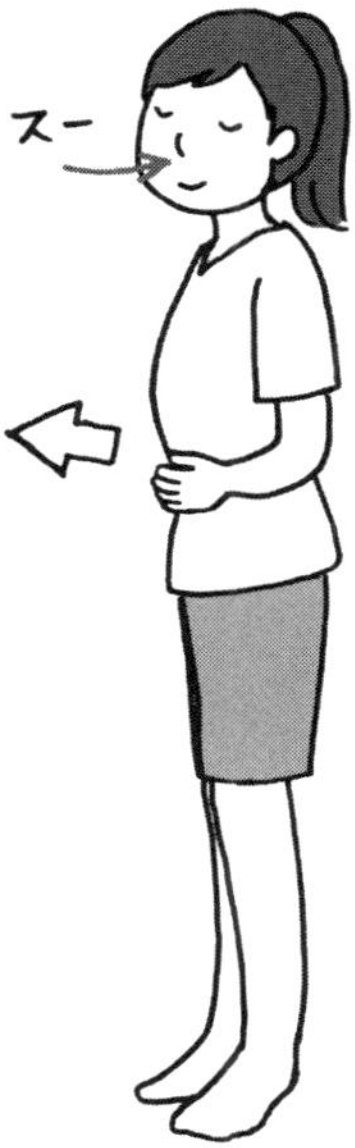

④ 再び②を行い、口からゆっくり息を吐きます。

これを繰り返してみてください。

これまで眠っていた筋肉を動かすので、はじめはわかりにくいかもしれませんが、やっていくうちに、お腹を使ってスムーズに呼吸できるようになります。

慣れてきたら、吐く息をどんどん伸ばしていってみてください。

「呼吸を制するものは、あがりを制す！」

少しずつでもいいので、やってみてください！

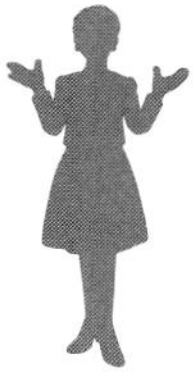

20 人前であがらない人は、腹式呼吸でスムーズに深く息をする。

21 あがらない人は、いつもハキハキ話す。あがる人は、話し声が小さい。

人前で堂々と話せる人の声とは、どんなイメージでしょうか？

声が大きくて、ハキハキとしている。
明瞭でわかりやすい、など。

一方、人前であがりやすい人、自信がない人の声とは、どんなイメージでしょうか？

声が小さくて、語尾が消えてしまう。
早口で聞き取れない、など。

スピーチ、プレゼンをするときは、「話す内容」も大切ですが、それ以上に「どう伝えるか」

が重要だと思います。

どんなにいい内容のスピーチ、プレゼンを準備しても、声が小さいと自信がないように見えてしまいます。

たとえば、ハキハキ話す営業マンAさんと、声が小さく聞き取れないBさん。同じ内容のプレゼンをしても、成約率はまったく違うでしょう。

ビジネスシーンにおいても、「声」の印象は大切だということです。アナウンサーやプロのスピーカーでなくても、声を磨いておいて損はないです！

私も以前は緊張すると「震える、うわずる、出なくなる」状態で、とにかく人前で声を出すことに対する恐怖心は相当なものでした。

そんな状態だったのが、基礎から発声練習を積むことで、**「声」を自由に扱えるようになると、緊張のコントロールが容易になった**のです。

このような経験から、私のレッスンでは「発声トレーニング」に力を入れており、早い人では30分のトレーニングで震えない声を作ることが可能です。

ボイストレーニングはスポーツと同じです。
発声に関する筋肉を効果的に使っている人は少ないので、やったもん勝ちです！
今日からぜひ「声トレ」を始めてみてください！

【基本の声トレーニング】

①今ある息を吐ききる

②鼻から息を吸う

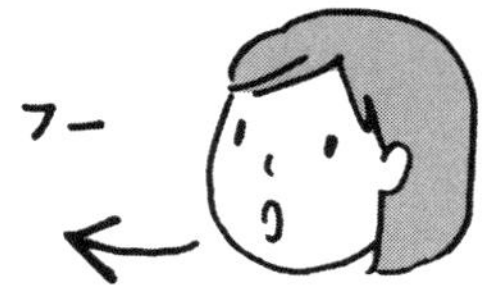

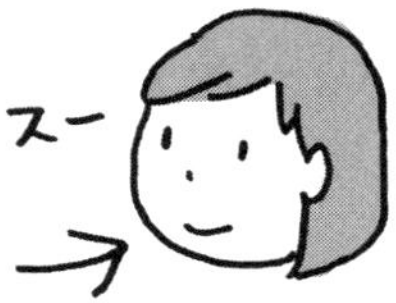

③ お腹に力を入れて少し止める

④ 息の続く限り、「あー」と声を出す

21
人前であがらない人は、震えない声をトレーニングで作る。

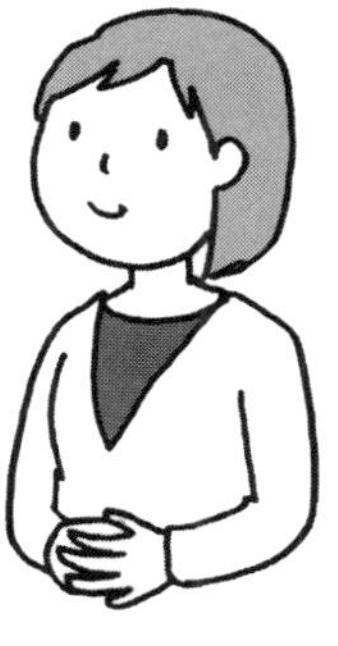

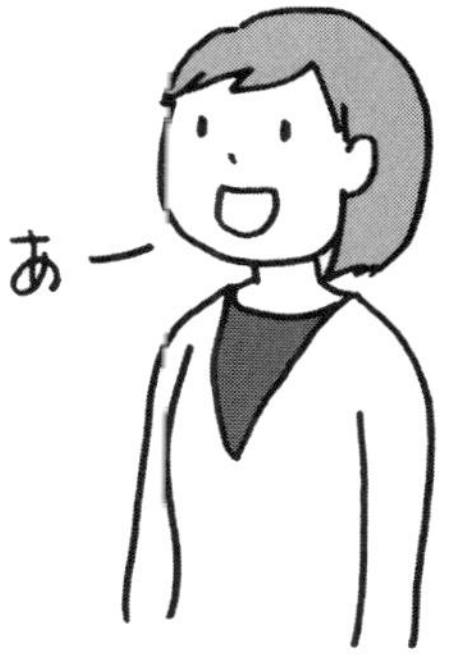

22
あがらない人は、イイ加減。あがる人は、真面目でデキる。

私は極度の人見知りで内向的な性格でしたが、小学生〜中学生まで、毎年、学級委員を務めていました。

あがりを自覚した中学1年以降も、毎回選出されていました。

今、私の元へ通われている生徒さんも、学級委員や生徒会の役員をやっていた方ばかりです。

そして現在も、お子さんのＰＴＡの役員や、部活の父母会の代表、お仕事を持たれている方だと、管理職以上の方、定年退職されたシニア世代の方でも、地域の役員を任されている方など、皆さんいわゆる「優等生タイプ」「学級委員タイプ」で、真面目で優秀、有能な方ばかりです。

「人前であがる」というのは、「誰かに何かを期待されて、任されているからこそ」あがるわけなので、当然と言えば当然です。

誰にも必要とされていなければ、人前で話す機会はありません。

人前で話すことは、誰かに求められてはじめてできることだからです。

そんなときに、周囲の期待に応えたい、ソツなくこなしたい。

それが裏を返すと、失敗したくない、恥をかきたくない……となるわけです。

反対に、「周囲の期待や評価などまったく気にしない」タイプ、いわゆる「イイ加減タイプ」はあがりません。

人からどう思われようが気にしない。

目の前のことを楽しむのみ。

評価はあとからついてくる。

そんなタイプです。

しかしこれは、実はとても重要なポイントです。

たとえば、「部下の結婚披露宴で、あがらず堂々と祝辞を述べたい」。
こう思うこと自体は、決して悪いことではありません。

でも、よく考えてみると、一番の主役は誰でしょうか？

新郎新婦を喜ばせること。
披露宴を盛り上げること。

後先考えず、ただそのことに向かって、一直線に突き進める人は、めちゃくちゃ強いです。
それが「どんなシーンでも臆することのないお調子者タイプ」です。

真面目な優等生タイプは、スピーチのネタを一生懸命練っていきます。

それ自体は悪いことではありませんが、ほんの少し言い間違えただけで、スピーチすべてが台無しになってしまった勢いで落ち込んでしまいます。

スピーチの内容やできよりも、**「主役を盛り上げる」「その場を楽しむ」ことができる人が、最高のパフォーマー**であることは間違いなく、あがらない方法としては究極とも言えます。

「優等生の鎧」をたまには脱いで、ハメをはずしてみるのもひとつの方法だと思います。

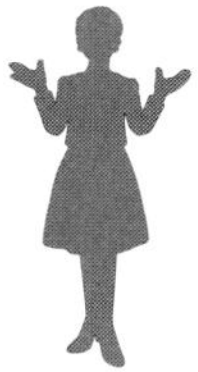

22

人前であがらない人は、たまにハメを外す。

23

あがらない人は、今できることから始める。あがる人は、苦手を後回しにする。

あがり症で悩む人に多い行動パターンとして、「苦手なことはまず避ける」というのがあります。

たとえば、ある日、自宅のリビングで威勢のいい特大のゴキブリを見つけたとします。ゴキブリはとにかく苦手。

とっさに別室に逃げ込んだものの、やはりこのままでは気になるので、退治はしておきたい。

シンプルに新聞で叩こうか、殺虫剤にしようか、家の人が帰ってくるまで待つか……などとあれこれ考えているうちに、どこかへ行ってしまった。

仕方ない、また遭遇したときに考えよう……。

それまでは、ゴキブリのことは一旦忘れよう。

そう誓ったものの、数日間、数週間、家にいても何をしていても、イマイチくつろげない。

「今度はいつ出てくるのか」という不安と常に隣合わせの毎日。

あのときすぐに退治しておけば、今は安泰だったのに……。

(ゴキブリにたとえましたが、カマキリでもカエルでも、苦手なものに置き換えてください。笑)


人生ってそういうものだと思います。

苦手を後回しにすると、一生を嫌な気分で過ごさなくてはならない。


「まだ自信がないから……。」

「もうちょっと仕事が落ち着いてから……。」

今すぐ取り組めば、1週間後にはあがり症状がかなり改善しているかもしれないのに、
そうやって理由をつけて先延ばしにすることで、憂鬱な気分をどんどん長引かせてしまう。
あがり症を悪化させ長引かせているのは、他の誰でもなく、自分自身なのです。

私の講座を受講する方は、申し込みまで1年以上迷われる方もいます。
気持ちはわかりますが、実にもったいない!!

そんな方には、
「勇気を出して、よく来てくださいましたね!
でも、本来なら1年前に克服できていましたので、ロスした1年分頑張りましょう!」
と、素直に現実をお伝えしています。(笑)

私の経験上、デキるビジネスマンや忙しい経営者ほど、メールのレスポンスが早いです。
決断することが多い立場の人ほど、素早く行動します。

反対に、送ったメッセージに既読がついても、すぐにレスしない人は、何事にも腰が重く、結果、問題解決能力が劣っている気がします。

「これとこれをやってください」とアドバイスして、すぐに取り組む人は、元々のあがり症状の重度軽度に関係なく、すぐに克服します。

そう、あがり克服はゴキブリ退治と同じ。

今やれることを明日に持ち越さない人は、毎日スッキリした気分で人生を楽しめます。

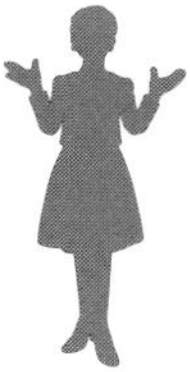

23

人前であがらない人は、すぐゴキブリ退治する。

24

あがらない人は、快食、快眠。あがる人は、不規則な生活をしている。

もう少し生理学的なお話をすると、「緊張しやすい」状態には、脳内物質のノルアドレナリンとセロトニンが大きく関係していることがわかっています。

ノルアドレナリンは、交感神経を活性化させ、心拍数などを高めるのですが、ノルアドレナリンの分泌を抑え、心のバランスを整える役割をするのが、神経伝達物質セロトニンです。

セロトニンが不足すると、あがりやすくなるだけでなく、うつ病や不眠症になりやすいと言われています。

つまり、毎日の生活習慣を変えることで、よりあがりにくい体を手に入れることができるのです。

【セロトニンが不足する原因】

・睡眠不足、不規則な生活

セロトニンは日中に分泌されるため、夜ふかし、寝不足など生活リズムが乱れると、セロトニンが減少します。

・偏食、ダイエット

セロトニンは「トリプトファン」という栄養素により体内で作られるため、食生活が乱れるとセロトニンが枯渇した状態になります。

・緊張、ストレス

過度の緊張状態が持続すると、自律神経に乱れが生じるため、セロトニンが不足します。

【セロトニンを増やす方法】

① 太陽の光を浴びる

朝起きて日光を浴びると、セロトニンが活性化します。

できるだけ規則正しい生活を心がけましょう。

②ウォーキングやダンスなどのリズム運動

適度な運動はセロトニンの分泌を促します。

特に、一定のリズムで体を動かすのがセロトニンの活性化にいいと言われており、ジョギング、ウォーキング、自転車、踏み台昇降運動、縄跳び、ダンス、体操などがお勧めです。

③「トリプトファン」の多い食べ物を摂る

セロトニンの分泌にはアミノ酸の一種である「トリプトファン」と「ビタミンB6」が有効です。

赤身の魚や肉類、乳製品、ナッツ類などをバランスよく食べるようにしましょう。

またカルシウムやマグネシウムには、気持ちを落ち着かせる作用があります。

④よく噛んで食べる

スポーツ選手が試合前にガムを噛むのは、セロトニンの分泌を促進し、気持ちを落ち着かせるためだそうです。

リズミカルな咀嚼運動はセロトニンを増やします。日ごろからよく噛んで食べましょう。

⑤ 深い呼吸をする

深くゆっくりした呼吸にはリラックス効果もあります。

お腹からしっかり息を吐く腹式呼吸法を毎日5分続けてみてください。

これまで精神的な問題とされてきたあがり症ですが、セロトニンを活性化し、緊張や不安をコントロールすることで、あがり症の改善ができると考えられるようになりました。

セロトニンを増やし、心のバランスを整えるには、「運動、睡眠、食事」が大切です。太陽の光をたっぷり浴び、適度な運動と休息を心がけ、バランスのいい食事を摂ることで、「いざというとき、あがりにくい心と身体」を手に入れましょう！

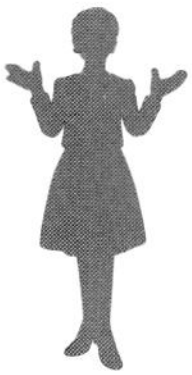

24 人前であがらない人は、早寝早起きでよく食べる！

第4章

準備・練習 編

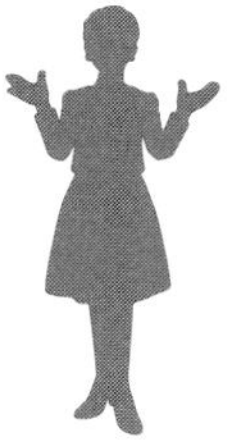

25 あがらない人は、ザックリとした原稿を作る。あがる人は、ビッシリとした原稿を作る。

あなたは、スピーチや挨拶をすると事前にわかっているとき、準備をしていきますか？
まったく準備をせずに臨む人がいるとしたら、それははっきり言って無謀です。
一度もゴルフクラブを握ったことがない人が、いきなり名門ゴルフコースに出るようなものです。

しかしこの「行き当たりばったり派」、案外多いのです。

これまで一度もスピーチやプレゼンがうまくいったことがないという人の大半は、実は圧倒的な準備不足です。

「自分はこれだけ準備したからきっと成功する！」という自信は、確実に不安を少なくし、あがりを抑えるので、人前で話すとわかっているとき、より失敗したくないパブリックな場面では、やはり原稿を書くことをお勧めします。

問題はここから、「原稿の書き方」です。

あがり症の講座で受講生の方の原稿を見せていただくと、改行もなく細かな文字がズラ〜っと羅列してある、見るからにガッチガチに作り込んできた原稿によく出会います。

そういう場合はまず、**ざっくりと3段か4段に分けて**いただきます。

まずは**「導入」**。

いわゆる「挨拶」や「自己紹介」で、

「みなさん、こんにちは。ただいまご紹介いただきました、〇〇会社の〜××でございます！」

のようなオープニングトーク。

話し初めはおおむね決めておいたほうが失敗は少ないのですが、さらに可能であれば、その日のお天気や、会場や聞き手の雰囲気などを交えたアドリブトークを挟む余裕を持たせておくようお勧めします。

次に、**「本題」**。

これから何を話すか要点を伝え、具体的な内容に入っていきます。

ここも、本筋は決めておきながら、できるだけご自身の言葉で話していただくようにしています。

最後に**「結び」**。

「終わり良ければすべて良し」なので、最後の一声を決めておくと、尻すぼみになることなく、バシッと決まります。

これがいわゆる「三段構成」です。

①序論　：挨拶、自己紹介
②本論　：具体的なエピソード
③結論　：結び

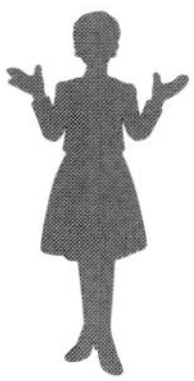

25 人前であがらない人は、話を三段構成で考える。

「大勢の前でスピーチする」と言うと、非常にハードルが高く感じますが、三段構成でざっくりとフレームを作っておき、持ち時間に合わせて加除修正していくと、それほど難しくなくスピーチを組み立てることができます。

「スピーチ力＝文章構成力」と言っても過言ではありません。

「持ち時間分の字数をひたすら埋める」より、まずは大枠の構成から考えていき、加除修正していきましょう。

26
あがらない人は、話が原稿と違っても気にしない。あがる人は、話すことを丸暗記する。

さて、原稿のたたき台ができたら、次の目標は「カンペを見ずに話す」ことですよね。

ずっと原稿を見て下を向いて話すより、顔を上げて聞き手に向かって話すほうが印象5割増なので、できれば頭に入れていきたいところです。

しかし、**「丸暗記」は決してお勧めいたしません！**

「原稿丸暗記」は、「本番では絶対に言い間違えてはいけない、完璧にやらないといけない」という間違った意気込みにつながりやすいからです。

「ほんの少し言い間違えただけで焦ってしまう」

「たった1フレーズの言葉が出なくなるだけで頭が真っ白になり、すべて飛んでしまう」

といった危険性をはらんでいるのです。

実際、原稿を丸暗記してくる生徒さんは、途中で言葉を失ってしまう、一生懸命覚えたはずのセリフがまったく出てこず、しばらく天井を見つめてしまうということが多々あります。

さらに、そういったことが続くと、

「言い間違えたところに再び戻って繰り返す」

「結果、原稿に頼りっぱなしの気持ちの伝わらないスピーチになる」

という残念な結果になることが多いです。


スピーチとは、相手への気持ちを伝えることです。

一夜漬けで必死に覚えたセリフを、一字一句思い出すように話すと、どうしても感情が伝わりません。

であれば、多少話が前後しても、たどたどしくなっても、**思いを伝えることを優先したほうがいい**わけです。

台本どおりセリフを覚えて、そこに感情を乗せて、あたかもその場で考えて話しているようにできるのは、プロの俳優さんや一流のスピーカーです。

一般の方には非常に難しいことです。

そもそも、**スピーチは「ライブ」であり「生モノ」であり「消え物」です。**

良くも悪くも、言ったたハナから消えてしまうのがスピーチなのです。

私も年間200回以上の講演活動を行っていますが、同じ資料や台本を持っていっても、まったく同じことを話すことはありえません。

機械ではなく生身の人間ですし、聞き手は毎回変わりますので、それでいいと思っています。

その場限りだからこそ、1回1回の機会を大切にし、誠心誠意話すようにしています。

それが、「ライブ」の醍醐味です。

アーティストが歌詞を間違えたり、演奏順を間違えたりしたとしても、それでライブすべてが台無しになるわけではありませんよね。

原稿と多少違っても構わないので、**今しかないこの時間、「自分の話を聞いてくださる大切な人」に向けて、「一期一会」の気持ちで話して**みてください。

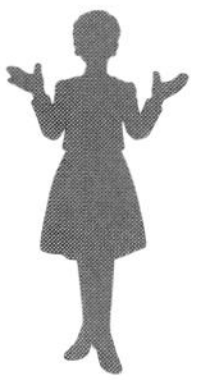

26

人前であがらない人は、一度きりのライブを楽しめる。

27 あがらない人は、原稿を声に出して3回読む。あがる人は、原稿を黙って100回読む。

スピーチやプレゼンをするにあたり、資料を用意したり、原稿を書くなどの準備はバッチリしていっても、本番ではうまくいかない人がいます。

その要因として、「声に出して練習せずに臨む」ということが挙げられます。

気持ちはわかりますし、責めることもできません。

なぜなら、以前の私がまったくそういう人間でした。

「スピーチが上手な人は生まれつき上手」

「自分は元々あがり症で話しベタだからできない」

と勝手に決めつけ、努力することを怠っていたのです。

さらに、「人前で声を出す」ことに対する苦手意識が相当なものでしたので、練習といえど、「人前で話すことをイメージして声を出す」ことすら恐怖だったのです。

話し方・スピーチを勉強して15年、やはり思うのは、「**実際にやらなきゃ上達しない**」という、ごく当たり前のことです。

私のお勧め練習法は、まずは当然**声に出して読む。**

慣れてきたら、**原稿から目線を8割上げる。**

見るとしたら、センテンスの頭の部分のみ。

あとは、文末まで顔を上げてしゃべり続ける。

たとえ、**原稿と違う表現、違う言い回しになってしまっても、あるいは飛んでしまっても、そのまましゃべり続ける**こと。

たとえば、「ご紹介にあずかりました〜」が「ご紹介いただきました」になってしまっても、いちいち言い直さない。

意味は変わりませんし、聞き手にとってはどちらでもいいことです。

話の前後が多少入れ替わっても、数行飛んでしまっても、気にせずそのまま続ける。

そんなことは原稿を書いた本人にしかわかりません。

何より避けたいのは、「練習で一字一句間違えずにできたのに、本番で真っ白になること」。

そのためには、「原稿と違うことを言ってしまう」という経験も必要です。

「原稿にはなかった言葉を話してしまった……」

それはきっと、「そのときの気持ちにフィットした言葉」なのでしょう。

落ち込む必要はありません。

何日も前に書いて暗記したものより、鮮度はバツグンですから、ぜひそちらを優先してください！

声に出して練習する過程で、原稿を見直していくこともオススメ。
むしろ、書き言葉と話し言葉は違いますから、声に出して読んではじめて、言い回しや表現に違和感がないかどうかわかります。

最初に書いた原稿はあくまでたたき台ですので、しゃべってみてしっくりこない場合は、最初の原稿に固執しすぎず、どんどん手直ししていきましょう！

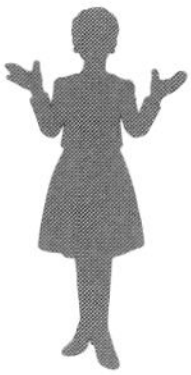

27 人前であがらない人は、原稿と話し合う。

28

あがらない人は、周りを巻き込んでリハーサルをする。あがる人は、人に知られないように練習する。

原稿を書いて頭に入れ、声に出して練習した。

ここで終わり……ではありません！

できれば、もう一歩、**家族や同僚など誰かに聞いてもらう**ことをお勧めします。

声の出し方、抑揚のつけ方、視線の配り方などは、聞き手がいないとリアルにイメージできないからです。

本番は立って話すのか、座って話すのか、演台はあるのかないのかなど、**できるだけ本番に忠実に行う**のをお勧めします。

資料やマイク、レーザーポインターなどを手に持って話す場合は、練習でもできるだけ同じ状態で行います。

パワーポイントなどを使う場合は、ここにパソコン操作が加わることもありますので、操作をしながらしゃべる練習が必要です。

あがり症克服協会のレッスンでも、この「リアルなシチュエーションで練習する」ことを必ずしています。

たとえば、披露宴のスピーチなら、皆さんに協力してもらって、新郎新婦役、ご両親役、司会者役……などを決め、実際にその位置に着席してもらいます。

新郎新婦はメインテーブルにいますが、両家の両親は末席にいますので、スピーチの内容、誰に向けた言葉なのかで、目線の持っていき方が違ってくるからです。

こうすることで、話す相手に視線を向けて練習することが可能になります。

通常、自席からスタンドマイク前までは距離がありますので、実際にその距離を歩いていただき、心拍数の抑え方も練習します。

フォーマルなスーツやワンピースを着慣れていない人は、可能な限り、本番の衣装を身につけてレッスンに来ていただくようにしています。

特にヒールの高い靴を履き慣れていない人は、緊張すると足元がぐらつきますので、本番と同じ靴を履いて、お辞儀や歩き方の練習をしておくとより安心です。

朝礼が近いという人がいたら、聞き手役の皆さんに立ってもらいます。

立っている人に囲まれる圧迫感は、実際に経験していないとわかりません。

本番でいきなりその威圧感を感じてしまったら、それだけで、あがってしまって当然です。

皆さん、同じ目的を持ってきている人ばかりですので、非常に協力的。

しかも、老若男女揃っていますので、こんないいシチュエーションはありません。

このように、本番前には必ず聞き役を立てて練習を行うのをお勧めします。
大勢の前が難しいという方も、せめて会社や自宅で誰かに聞いてもらってください。

不安要素はできるだけ取り除いておくこと、これが成功の秘訣です。
人知れずこっそりやるのとでは、まったく結果が異なりますので、必ずリハーサルを行ってください！

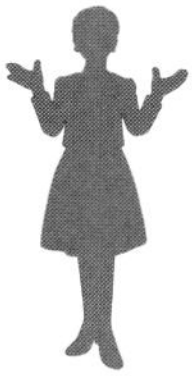

28

人前であがらない人は、聞き手役に聞いてもらって不安をなくす。

29

あがらない人は、チェックしてもらって自信をつける。あがる人は、セルフチェックで自信を失う。

さらに、私の講座では、成功までのプロセスとして、もうひと手間かけます。

それが、「他人からのフィードバック」です。

人前に対して苦手意識がある人が、誰にも頼らず一人で練習したところで、失った自信を取り戻すことは不可能だと思います。

であれば、最初から他人に頼りましょう！　ということです。

私は、**自信は「ポイント制」**だと思っていて、**他人からの客観的評価は、間違いなくビッグポイント**につながります。

まず、原稿を書いた時点で、声に出して読み、隣の席の人に聞いてもらって、チェックしてもらいます。

「構成がきちんとしていて、話がわかりやすかったです！」

「話の組み立てがしっかりできていて、伝わりました！」

など、スピーチを聞いて感じたままの感想をお互いの原稿の余白に書いていただき、戻していただきます。

自分宛ての感想を読んだ皆さんは「ホントですか～？」と疑いまくり。（笑）

「それじゃあ皆さんは、お隣の人にお世辞を書いたんですか？」

「いえ違います！　本当のことです！」

ですよね～（笑）。これでお互いにポイントゲット!!

次に、今度は人前に出てスピーチしていただき、「他人からのフィードバック」を行います。

「姿勢やお辞儀が良かった」

「笑顔が出ていた」

「声がしっかり出ていた」

「話すスピードがちょうど良かった」

「抑揚があった」

「視線を配ることができていた」

などの項目を使って、他の受講生が評価し、チェックを入れていきます。


試しに、ご自身でセルフチェックしていただくと、ぴたっとペンが止まってしまいます。

長年あがり症で悩んでいる人は「自己否定感」が強いので、自分のことを褒めるのがとにかく苦手。

これでは、自信を持って本番に臨めるわけありません。

ですから、こうしたチェックは「他人にやってもらう」に限るのです。

そうすると、20ポイント、30ポイントと「自信ポイント」が積み重なっていきます。

私も、講演や司会のお仕事前には、スタッフや会員様にチェックしてもらいます。

これをするようになってから、失敗したことはありません！


客観的なアドバイスは参考になりますし、何より
「落ち着いていましたよ！」

「全然大丈夫そうですね！」

「成功間違いナシです！」

という他人からの「お墨付き」は、大きな自信となるのです。

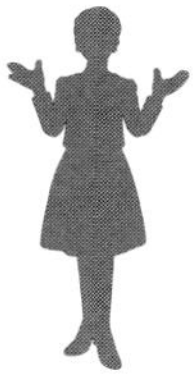

29 人前であがらない人は、まずは他人にほめてもらう。

30 あがらない人は、自分の声を恥じらいなく聞く。あがる人は、自分の声を嫌う。

あなたは、自分の声が好きですか?

「好き」と答える人はあまりいないと思います。

では、「人前で話している姿を客観的に見たことはありますか?」

これも、できれば「見たくない、聞きたくない、知りたくない」ですよね……。

わかります。私もそうでした。


私がブライダル司会のレッスン生だったころ、レッスン生が口を揃えて、

「自分の声がキライです……」。

そのとき、当時の先生が「それを毎回聞かされてる私はどうなるの!」と。

自分の自意識過剰さに、ハッとしました。

自分が嫌だと思う声を、周りは聞いてくれている。

それ以来、「自分の声が嫌」という言葉は、禁句にしました。

そもそも、なぜ自分の声が嫌かというと、違和感があるからだと思います。

普段こうだと思っている自分の声は、一度空気中に出されて鼓膜を通して聞こえてくる声と、自分の体を通る、つまり骨伝導により伝わった声との、両方を聞いています。

他人が聞いている声は空気中を伝わった声のみなので、思っているのと違って聞こえるのです。

ということは、**まずは聞き慣れること**です。

「自分の声が嫌いだから聞かない」では、いつまでたっても自信を持つことができません。ダイエットしたい、肌をキレイにしたいと思ったら、まず体型や肌質をチェックするように、客観的に見てみないと、改善すべきところがわかりません。

今はスマホやタブレットなどのビデオ機能がたいへん優れていて、簡単に高画質の動画が撮れます。

必要以上に恐れず、体重計に乗るように、まずは気軽に撮ってみてください。

そして、動画をチェックするのですが、チェックする際のポイントは、「**自分だと思って見ない、赤の他人だと思って見る**」こと。

あがり症の人は、長年の悩みによりご自身を客観的に判断できません。

対人場面で不安がある人は、「自分はどうせ下手だ、恥ずかしい」といった誤ったフィルターをかけて見てしまいます。

こういった間違った考え方や思い込みを「認知の歪み」と言い、これを修正していく方法を認知行動療法（CBT：Cognitive Behavioral Therapy）と言います。

私の講座でも、この認知行動療法を積極的に取り入れています。

受講生のスピーチを録画し、客観視していただくのですが、第一声はもれなく、

「自分ではガチガチだったのに、こう見るとあがっているようには見えないですね！」

となります。

あがりの症状は体の中で起こっていることなので、ご自身が思っているほど表には出ていません。

たとえば、隣の席の人の体温や心拍数が上がったところで、見た目にはわかりませんよね。

人の印象を大きく左右するのは「視覚情報」ですので、姿勢や表情、視線、手グセなどのほうが、よほど気になるものなのです。

「スピーチを客観視する」
「これ以上でもこれ以下でもない自分を受け入れる」

認知の歪みを矯正するのに非常に効果的です！

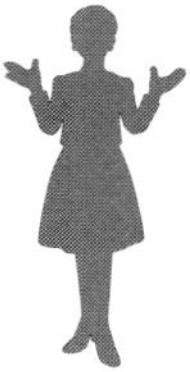

30 人前であがらない人は、自分が話す動画を撮ってみる。

31

あがらない人は、本番5分前に柔軟体操をする。あがる人は、手のひらに人という字を書いて飲む。

「プラシーボ効果」という言葉をご存じでしょうか。

プラシーボ（Placebo）とはラテン語で「私は喜ばせる」という意味で、たとえば、何の薬効もないただの水を、「これは体の調子がよくなる薬だよ」と言って患者に飲ませると、実際に症状が和らいだり治ったりすることがある現象を言います。

人の思い込みというのは思った以上に体調に影響するもので、「〜が治った」、「〜の症状が改善した」などと宣伝される健康食品や民間療法は、この効果による可能性のものも多数あるのです。

ですから、

「手のひらに人という字を3回書いて飲み込むとあがらないというのは本当ですか？」

という質問への答えは、「まったく効果がないとは言えない」となります。

いわゆる自己暗示やおまじないと呼ばれるもので、それをすると絶対に落ち着くと信じる人には効果があるかもしれませんので、否定はしません。

しかし、そもそも、なぜ「人」という字なのかというと、「人を飲む」とは「闘志や気魄で相手を圧倒する」という意味で、「人に飲まれる前に飲み込む」ということらしいです。言ってみれば気休め程度のもので、緊張を緩和する方法としての効果はあまり期待できないでしょう。

それよりも効果のある、**本番5分前にできる緊張緩和法は、手足をゆるめること**です。

緊張すると体がガチガチに硬くなり、特に手足に余分な力が入り、これが手足の震えにつながります。

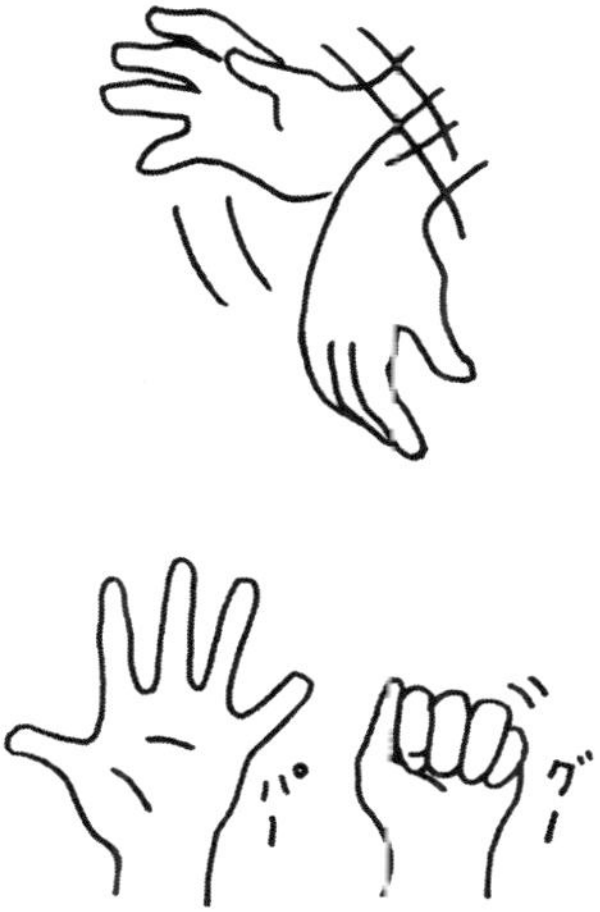

マイクや資料を持つときの手の震えが気になる人は、手首を回したり、グーパーと手を握ったり開いたりすると、震え防止になります。

私もマイクを使って話すときに手が震えそうだと感じたときは、必ずこれを行っています。

立って話すときに足の震えが気になる人は、足首を回したり、ブラブラさせて、ひざ下をほぐしておきましょう。

順番を待っている間、どこでもできますので、あがってきた

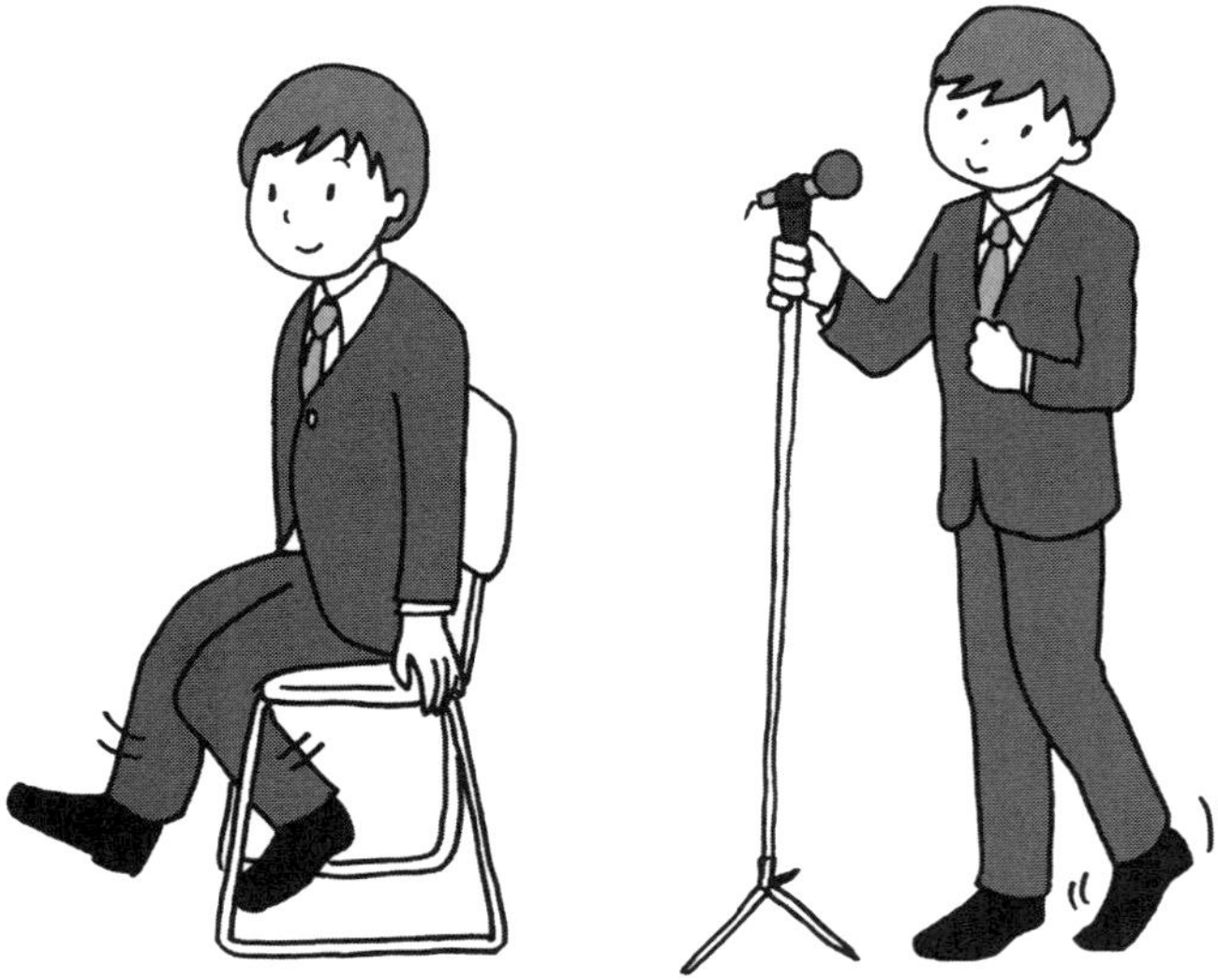

なと思ったら、試してみてください。

緊張していて力を抜くのが難しいときは、手足や肩に5～10秒思い切り力を入れ、そのあと、一気に脱力します。

これを繰り返すと、リラックスしてきます。

この方法を「**筋肉弛緩法**」と言います。

緊張して体が硬直してきたら、こういった柔軟体操をやってみてください。

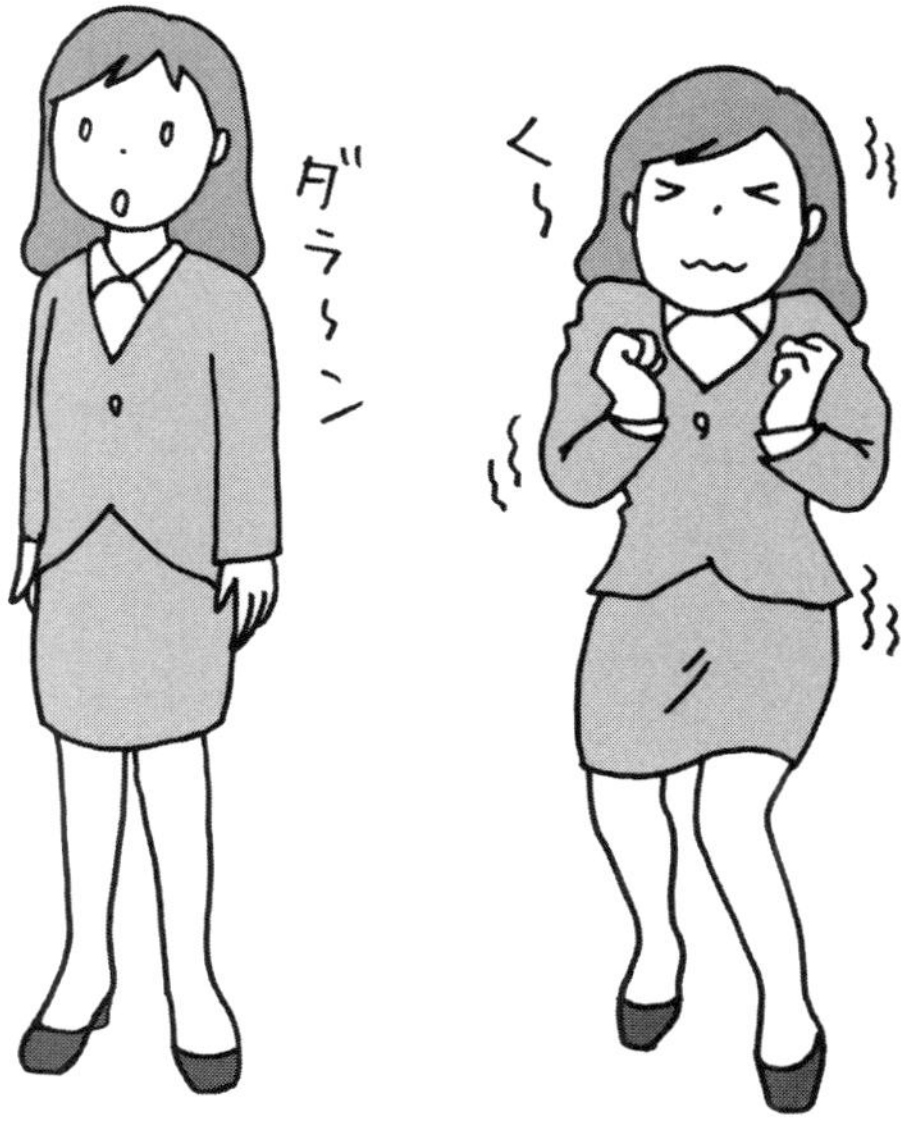

31 人前であがらない人は、力を抜く術を知っている。

32

あがらない人は、本番を空腹で迎える。あがる人は、本番前にカツ丼を食べる。

「手のひらに人という字を3回書いて飲み込むとあがらない」というおまじないは、それをすると落ち着くと信じている人には多少効果があるが、特にお勧めしないという話を前項でしました。

それよりさらに**お勧めしないのが、「カツ丼を食べる」**。

いわゆる「ゲン担ぎ」です。

「ゲン担ぎ」自体は悪くありません。

そして、日ごろ「カツ」を食べ慣れている人なら特に問題はありません。

ただ、これも「神頼み」のようなもので、よくアスリートで「試合の当日は焼肉を食べる」「左足から靴下を履く」などの「ゲン担ぎ」をする人もいますが、彼らのような血のにじむ努力や準備ができていない人が神頼みをしたところで、残念ながらまったく意味はないでしょう。

それよりも、一般的に**本番直前の「油もの」はリスクが高すぎ**ます。

人は緊張すると、自律神経のうちの交感神経が優位に立ちます。

すると、**消化機能が低下し、胃腸の働きが悪くなります。**

緊張や不安を感じたり、過度にストレスがかかると、胃腸の調子が悪くなる人も多いですよね。

私も、大事な講演や司会の前は、お腹が下ることがあります。

ですので、本番2時間前以降は食事を摂りません。

午後からの講演でしたら、お昼は抜きます。

緊張すると喉の渇きを感じる人が多いと思いますが、人によってはトイレが近くなったり、下痢を起こしやすくなりますので、水分は摂りすぎないほうが無難です。

本番前日、当日は、できるだけ胃腸に負担をかけない食事に替え、脂っこいもの、生もの、消化の悪いものは控えましょう。

「日常生活編」でもお伝えしましたが、緊張や不安をコントロールする「セロトニン」の分泌を促進するのは、アミノ酸の一種である「トリプトファン」と「ビタミンB6」なので、それらが多く含まれるものをゆっくりよく噛んで食べ、本番2時間前には済ませておくと安心です。

スピーカーにとって、体調管理も準備のひとつ。

暴飲暴食は避け、当日は心身ともにベストな状態で臨みましょう！

【本番が近い人にお勧めの献立】

【朝食】

和食派の人には、ご飯、お味噌汁、納豆がお勧め。

洋食派の人には、牛乳やヨーグルトなどの乳製品、卵、バナナなどがお勧めです。

【昼食】

バランスよく栄養が摂れる和定食が望ましいですが、忙しい方はサンドイッチや麺類などの単品でも可。咀嚼もセロトニンの分泌を促進しますので、時間がないときもできるだけよく噛んで食べましょう。

【夕食】

肉や魚をしっかり摂りましょう。大豆食品にもトリプトファンが多く含まれるので、豆腐料理もお勧めです。

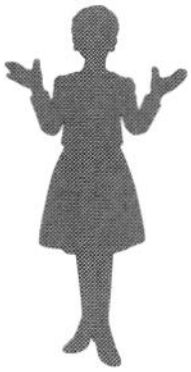

32

人前であがらない人は、ムダにカツ丼食べて必勝祈願しない。

33

あがらない人は、ネタを常備している。あがる人は、話すネタをその場で考える。

スピーチを行う際、「話すことがありません」「思いつきません」という人がいます。違いますよね、「ありません」ではなく、「用意していません」ですね。

フジテレビ「ホンマでっか!?ＴＶ」などに出演でおなじみの、環境専門家・武田邦彦先生とトークショーを行ったときのこと。

参加者の方が武田先生にこんな質問をされました。

「私は、事前準備ができるスピーチはまだいいのですが、急に言われる即席スピーチが苦手です。

武田先生は急な質問にもすぐに答えられますが、何かコツはあるのですか？」

すると、武田先生はこう答えられました。

「即興で答えているように見えるかもしれないけど、僕には常に1万個の答えが用意してあるんですよ」。

「僕のゼミの学生にも、15回は練習するように言います」。

テレビで堂々とお話しされているように見える武田先生にも、その裏には数多くの努力があることを教わりました。

お笑い芸人さんも、一見アドリブでトークしているように見えますが、それまでに何度も後輩芸人さんなどに話し、リアクションを見ながら、磨きをかけると言います。

私はこれまで何度かラジオ番組に出演させていただきましたが、ラジオのパーソナリティさんは、私のことをしっかりと下調べされたうえでインタビューされ、あたかもその場ではじめて知る情報のようにリアクションされます。

これがプロの技術ですね！　毎回感心します。

話は最初に戻りますが、「話すことがない」のではなく、「用意する努力をしていなかった」ことを自覚し、**日ごろからネタをストックしておく**ことをお勧めします。

ふだんお料理をする人は、冷蔵庫に食材や調味料のストックが適度にあります。冷蔵庫をあけて何も入ってなかったら、調理にかかれません。

仕事でもプライベートでも、スピーチのネタは常に周囲に溢れています。話す機会がある人は、自分の引き出しにスピーチの材料を常備しておきましょう。

あがり症の人は、自分の抱える問題や悩みに意識が傾きやすく、他人に関心を持つことが苦手です。

あなたはどうでしょうか。

周囲のできごとに広く関心を持ち、常にアンテナを張っておきましょう。

そして、スピーチのネタになりそうなできごとがあったら、すぐにメモを取りましょう。

「スピーチ力＝文章構成力」なので、日ごろできるスピーチ対策として、ブログやFacebook や Twitter などで**自分の伝えたいことをわかりやすく表現する練習をしておく**のをお勧めします。

人に見てもらう前提で書く文章は、そのあともスピーチネタとして使える可能性が高いです。

タレントさんや講師業など、人に何かを発信する職業の人は、たいていやっていますよね。

ネタの収集がインプットだとすると、発信がアウトプット。

どちらも大切ですので、バランスよく行いましょう！

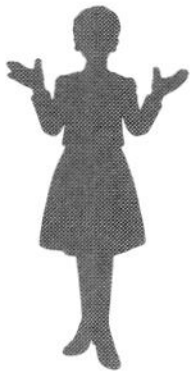

33 人前であがらない人は、いつも話すネタを集めている。

34 あがらない人は、早くから場慣れをしておく。あがる人は、なぜかいつも遅刻する。

あがり症克服協会の講座に参加する方は、大きく2つのパターンに分かれます。

ひとつめは、「めちゃくちゃ早めに会場に着く人」。

30分以上前に到着される方もいます。

中には、事前に下見をされる人も。

知らない場所に行くのは誰でも不安ですし、思わぬ交通渋滞や予期せぬできごとに巻き込まれたときでも慌てないように、時間に余裕を持って家を出る。

これはいいことだと思います。

反対に、「ギリギリ」もしくは「遅刻」して駆け込んでくる人も少なからずいます。

はじめての会場、シーンと張り詰めた雰囲気の中で、司会の挨拶や講師の紹介を遮って、入室する。

あがり症でなくとも、焦る場面です。

「こんな場面で遅刻するなんて、本当にあがり症ですか？」とすら思ってしまいます。

しかも、興味深いことに、そういう方は、講座への申込みや入金も、ギリギリもしくは遅延しています。

後者のパターンは、「あがるべくしてあがる」のではないかと思われます。

タイムマネジメントができない人は、今やるべきことを放置し、対応を後手後手に回した結果、問題を大きくしてしまっています。

こういうタイプの人は、**まず自己管理能力を向上させないと、あがり克服は遠い**です。

焦りがあがりを助長することを自覚し、早め早めの行動を心がけましょう。

一方、前者の「早く会場入りする人」は、私の経験上、克服はたやすいです。

あがり克服とは、心と行動をコントロールすることだからです。

当然、「ハコ（会場）の大きさや人の多さに飲まれる」ことも減るので、大きな会場での緊張を軽減することも可能です。

私の場合ですが、講演や司会の際は、遅くとも1時間前には会場入りします。

講師控室に通されることが多いのですが、大人しく待機していることは皆無で、可能な限り主催者様や聴衆の方と楽しくお話しさせていただきます。

警備員さんから喫茶店のマスター、トイレ掃除のおばさんにまでお声をかけ、お友達になっておきます。

初対面の人ばかり何百人の前で、しかも自分の教室ではないはじめての会場で話すときは、今でもとても緊張しますが、こういうちょっとした努力をすることで、周りの方の「聞いてくださる態度」がまったく違い、結果的に自分自身が救われるのです。

人前で話すとき一番怖いのは、「一切反応がない」ことです。

本番前に「アウェーな雰囲気」を「ホーム」にすることは可能なのですから、やらない手はないです！

遅刻は問題外！　まずはそのクセを直しましょう。

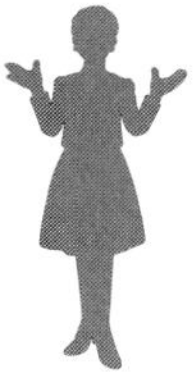

34

人前であがらない人は、時間と心に余裕を持つ。

35

あがらない人は、オシャレで気合を入れる。あがる人は、身だしなみを気にしない。

私の経験上、男女問わず、スピーチが上手な人は身だしなみもきちんとされています。普段はラフなスタイルでも、おかための講演会ではダークスーツで、パーティーやイベントでは華やかなファッションで……というように、その場にふさわしい服装で出席されています。

反対に、話すのが苦手な人ほど、TPOをわきまえない格好でいらっしゃいます。ちょっと信じられないのですが、ホテルのバンケットルームで行うパーティーに、Tシャツやトレーナーなど、「ちょっと近所のコンビニ」スタイルでいらっしゃる方が、少なくないのです。

TPOとは、Time（時間）、Place（場所）、Occasion（場合）の略で、「身だしなみは無言の紹介状」というとおり、服装を見れば、その人が周りに気遣いができる人間なのか、その場に応じた言動ができる人間かどうか判断されます。

面接にだらしない服装で来たら、「いい加減な人」と見なされても仕方ありませんよね。

身だしなみは相手への気遣いです。

あがり症の人ほど、自分の格好に相手がどのような印象を持つかまでは気が回らないことが多いので、注意が必要です。スピーチやプレゼンは**誰に対しても好印象を与える服装で臨む**ようにしましょう。

特に、ここ一番のスピーチやプレゼンをするときは、一張羅（勝負服？）をチョイスしましょう。

高価なものやハイブランド品を身につけるという意味ではありません。

「どこに出ても恥ずかしくない自分」で臨むことで、不安要素を取り除きます。

ジャケットなどは、普段着慣れているかすぐにわかるので、付け焼き刃的に見繕ったものは、すぐにわかってしまいます。

サイズ感も大事。

普段から着慣れておき、ジャストサイズを知っておくことも大切です。

私は32歳のときにセミナー講師になりましたが、そのころはまだ「スーツに着られていた」と思います。

実際、受講生に間違えられたことも数知れず……。

話し方の講師といえば、「ダークスーツの男性」というイメージも確かにあったと思います。

あれから10数年たち、年齢や経験が肩書きに追いついてきたというのもありますが、自分で意識して行っているのが、「身だしなみでスイッチを入れる」ということ。

私は普段、家ではスエット上下ですし（笑）、時計やアクセサリー類は一切つけません。

一方、人前でしゃべるときは、ジャケットと時計、アクセサリーはマストです。

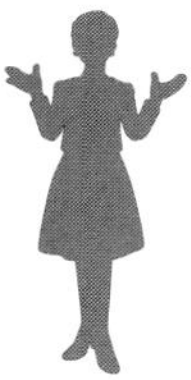

35 人前であがらない人は、人前スイッチの入れ方を知っている。

オフの日はノーメイクですが、お仕事のときはもちろんメイクします。

そして、仕事が終わって帰宅すると、すぐにジャケットを脱ぎ、アクセサリー類をすべてはずします。

これで「人前スイッチをオフ」にしています。

あのユーミン様が「ギャラないときにはオーラ出さない」なんてことをおっしゃっていましたが、まさにそんな感じ。

常にオンの状態で生活するのは結構疲れるので、オンとオフをきっちり分け、脳を切り替えることで、次に人前に出るときまでの気合を温存しているのです。

第5章

スピーチ・プレゼン（話し方）編

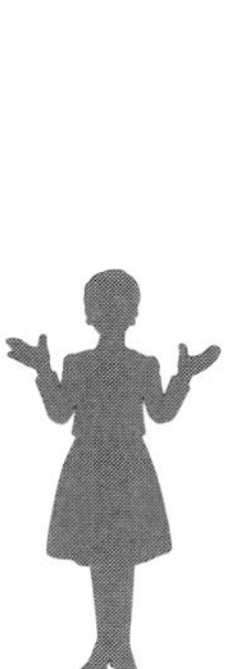

36

あがらない人は、短く話そうとする。あがる人は、長く話そうとする。

スピーチやプレゼンをする際、最も大切なことは何だと思いますか？

あがらず話すこと？

論理立てて話すこと？

私は「**時間感覚**」だと思います。
なぜなら**「時間」は聞き手のもの**だからです。

私には、「一生忘れられない自己紹介」があります。

40人ほどが参加しているあがり症セミナーで、1人ずつ自己紹介をしていくのですが、15分間まくし立てるように話し続けた人がいました。

当然、最後のほうの人は話す時間がなくなってしまい「巻き」で終わりました。

緊張して多少ぐだぐだになっても、（自分は落ち込みますが）聞き手にとってはそれほど大した問題ではありません。

しかし、長い話は聞き手の時間を奪う行為であり、「長いスピーチは迷惑行為」以外の何物でもありません。

40人参加の会合なら、１分ずつ話しても40分かかるわけですから、30秒以内にまとめるほうがいいというのは、考えればすぐにわかることです。

乾杯の発声なら、聞き手はグラスを持って立っているわけですし、おいしそうなビールを目の前にして皆さん早く飲みたいのですから、前置きは短く、すぐに「乾杯！」と発声していただいたほうがありがたいに決まっています。

乾杯前の短い挨拶は、それだけで拍手喝采ですよね。

「スピーチは短ければ短いほどありがたい」のです。

学校の校長先生から、結婚式の祝辞まで、私たちは今まで長いスピーチに辟易してきた経験を持ちながら、なぜか自分が話すとなると、そのことはすっかり忘れ、「長く話さなくてはいけない」という間違った思い込みが発動してしまいます。

さらに緊張して頭が真っ白になると、何を話しているか自分でもわからなくなり、程よい時間で着地することができなくなるのです。

ですから、私の教室では、「30秒」「1分」と短く話すトレーニングをしています。

初心者の人ほど持ち時間をオーバーしますが、何回かトレーニングしていくうちに、「1分で」と言われると時計を見ずに55～58秒くらいで締められるようになります。

■一般的なスピーチの長さ

スピーチ種類	時間	文字数	ポイント
自己紹介、朝礼、乾杯など	1分	300字	聞き手が立っているとき、 グラスを持っているとき 大勢の人が話すときは短めに
披露宴、式典などの祝辞、挨拶など	3分	900字	原稿を持ってもよいが できるだけ視線を聞き手に 向けること

「1分間が感覚としてどれぐらいの長さか」「3分スピーチにはどの程度の内容が盛り込めるか」をいつも体感しているからです。

こうしたことを普段からやっておくと、緊張する場面でも、体内時計が正確に時を刻んでくれるようになります。

ダラダラとまとまりなく話してしまう人は、時間感覚を養いましょう。

大事なことなのでもう一度言います。

「長いスピーチは迷惑行為です！　ただちにやめてください！」（笑）

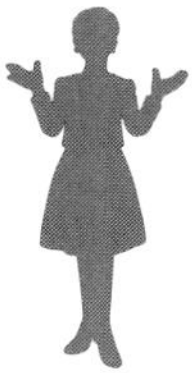

36 人前であがらない人は、精度の高い体内時計を持つ。

37 あがらない人は、聞き手をファンだと思う。あがる人は、聞き手をカボチャだと思う。

「手のひらに人」と同じくらい有名な迷信で、「聴衆をカボチャ（またはジャガイモ）だと思う」というものがありますよね。

同じような「自己暗示」「おまじない」ですが、「手のひらに人」のほうがまだいい方法かと思います。

手のひらに字を書いている時間は無心になり、余分な緊張から意識を遠ざけられるという効果や、手先を使うことで身体的リラックス効果も期待できるからです。

また、「手のひらに人」はあくまで「スピーチ前」の行為であって、瞑想をする、音楽を聞く、お祈りをする……など、アスリートにもそれぞれの集中方法があるように、ご本人がそれをいい方法だと思うなら、他人がとやかく言うことではないのかもしれません。

しかし、「聴衆をカボチャ」は違います。

スピーチ本番中の、しかも自分の話を聞いてくれようとしている相手に対する心持ちの問題です。

聞き手は生身の人間です。

何かのご縁があってスピーカーに選ばれたわけですから、光栄に感じ、しっかり聞き手のリアクションを見てほしいのです。

前にも書きましたが、私は講演や司会の１時間前には会場入りし、主催者の方や聴衆の皆さんとご挨拶します。

１人でも多くの「お友達」「ファン」を作っておくのです。

誰でも、見ず知らずの人には心を開きませんし、リアクションもしてくれません。

私の場合は、基本的に「私の話をお金と時間を使って聞きに来てくれている人」を対象に講演していますが、それでも最初の数分は無反応のことがほとんどです。

悪気や敵意があるのではなく、聞くほうも緊張しているからです。

事前にお話しする時間を持つことでお互いの緊張をほぐし、信頼関係を築いておけば、本番では好意的に聞いてくれる人がぐっと増えます。

ぜひその人を見て、熱意を持って話しかけてください。
「カボチャ」だと思うなんて、失礼だし、もったいない!

笑顔でうなずいて聞いてくれる人が多ければ多いほど、リラックスできるものです。

特に結婚式やパーティーでの祝辞やスピーチ前は、1人でも多くの人に声をかけ、仲良くなっておいてくださいね。

聞き手が5人だろうが、100人だろうが、場所が喫茶店だろうが、大ホールであろうが、元々は1人1人の集まりです。

聞いてくれる人がいてはじめて「人前」です。

1人1人を尊重し、聞き手の方に感謝する気持ちを持って、ファンサービスしてあげてください！

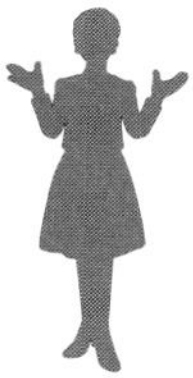

37 人前であがらない人は、場内に自分の仲間を増やしておく。

38
あがらない人は、ゆっくり間を取って話す。
あがる人は、できる限りの早口で話す。

私の講座は基本的にビジネススピーチの講座ですが、「朗読」のレッスンがあります。

「朗読教室」ではありませんので、「朗読そのもの」が目的ではありません。

スピーチやプレゼンの際に、「ゆっくり、抑揚をつけて話す」トレーニングです。

緊張しやすい人は、早口の人がほとんどです。

「早く話し終わって席に戻りたい」という心理が働くからですが、実は**早口は却ってあがりを増長させます。**

一瞬の間も怖いという人が多く、息もつかずまくしたてるので、ただでさえ緊張で息苦しいところに加えて、さらに呼吸が速く浅くなってしまうのです。

なので、ナレーション原稿などをできるだけゆっくり読む練習をして、リズムを覚えていただいています。

では、どれぐらいのスピードで読むとちょうどいいのかというと、一般的に、アナウンサーが話すスピードは、1分間で原稿用紙1枚分弱（350〜400字）と言われています。

ニュースは、多くの情報を正確に伝える必要があるため、アナウンサーは日々、誰が聞いても聞き取りやすいよう発声や滑舌の訓練をしています。

一般の方がその速度で話すと、やや聞き取りづらく、またスピーチとしては「速い」という印象を与えますので、**1分スピーチの場合は300字程度、3分スピーチであれば900字程度にまとめましょう。**

アナウンサーが話すより、間を取ってゆったり話すイメージです。

また、会場が大きくなればなるほど、マイクを通した話し声が響きやすいので、よりゆっくり話すよう心がけましょう。

「みなさん、おはようございます。一般社団法人あがり症克服協会の鳥谷朝代と申します。『日本中から、あがり症で苦しむ人を無くす』というミッションのもと、全国各地で講演活動を行っています。

今日は皆さんと一緒に楽しく勉強していきたいと思いますので、どうぞよろしくお願いいたします。」

これで135字。原稿にして、ほんの2～3文です。

短い自己紹介や挨拶、乾杯の発声なら30秒でも十分なので、この程度の文字数でOKです。

ただし、「え～～」「あの～～」といった口癖や、「まさか急に挨拶させられるとは思いませんでしたが……」といった必要のない遠慮や言い訳を挟むと、一気に文字数と時間をロスしますので、くれぐれも気をつけてください！

逆に、ちょっとした自己紹介や挨拶で、名前しか言わない、あるいは「よろしくお願いします」しか言わないのは、せっかくのスピーチチャンスがもったいないので、せめて2～3文は話すようにしましょう。

早口で息もつかず話すより、**ゆっくりたっぷり間を取って話すほうが、実はあがりません。**

ぜひお試しください！

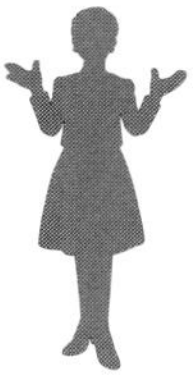

38

人前であがらない人は、ゆっくりたっぷり、間を取って話す。

39

あがらない人は、会場の最後列に向けて声を出す。
あがる人は、声の震えを悟られないよう努める。

人前であがるという人の90％以上は、声の震えや上ずりに悩んでいます。
そして、そのほとんどが、息が浅く、声が弱いです。

せっかく準備万端で本番に臨んだとしても、発声が弱くて声が震えてしまったら、それをきっかけにあがってしまうこともありますよね。

「自分の声の震えを聞いて、さらに緊張した……。」
そんな経験を持っている人も多いと思います。

「震えているのを悟られるのが嫌だから、声を出さないようにする。」
気持ちはわかりますが、息が弱く、声が小さいから震えるわけで、これでは悪循環ですね。

以前の私も完全にそうでした。

今では誰も信じませんが（笑）、自信がないため発声が弱々しく、そのせいで震えて上ずるタイプでした。

そんな私だからこそ、**「発声を制する者はあがりを制す！」**を提唱しています。

大袈裟でもなんでもありません、いざというとき自分を救ってくれるのは、他の誰でもなく自分の声だけですから。

逆にいうと、声さえしっかり出れば、緊張したとしても最後まで話し切ることができます。

人前で話すときは、まず事前に、【日常生活編】でご紹介したストレッチを用いて身体をほぐし、リラックスさせてください。

次に、腹式呼吸を行い、息の流れをスムーズにしておきます。

話すときは、下っ腹に力を入れ、声をお腹から前方へ伸びやかに出すようにしてみてください。

人前で話すときは、この発声を使って、最後列の人にまで声を届けるようにしましょう。

姿勢が悪かったり、目線が下がると、息の流れが悪くなり、苦しくなりますので、姿勢を正し、顔を上げて、聞き手に目線を向けるようにしてください。

座って話すときも同様です。おへそから上をしっかりと引き上げ、声を遠くへ投げるように発声してみてください。

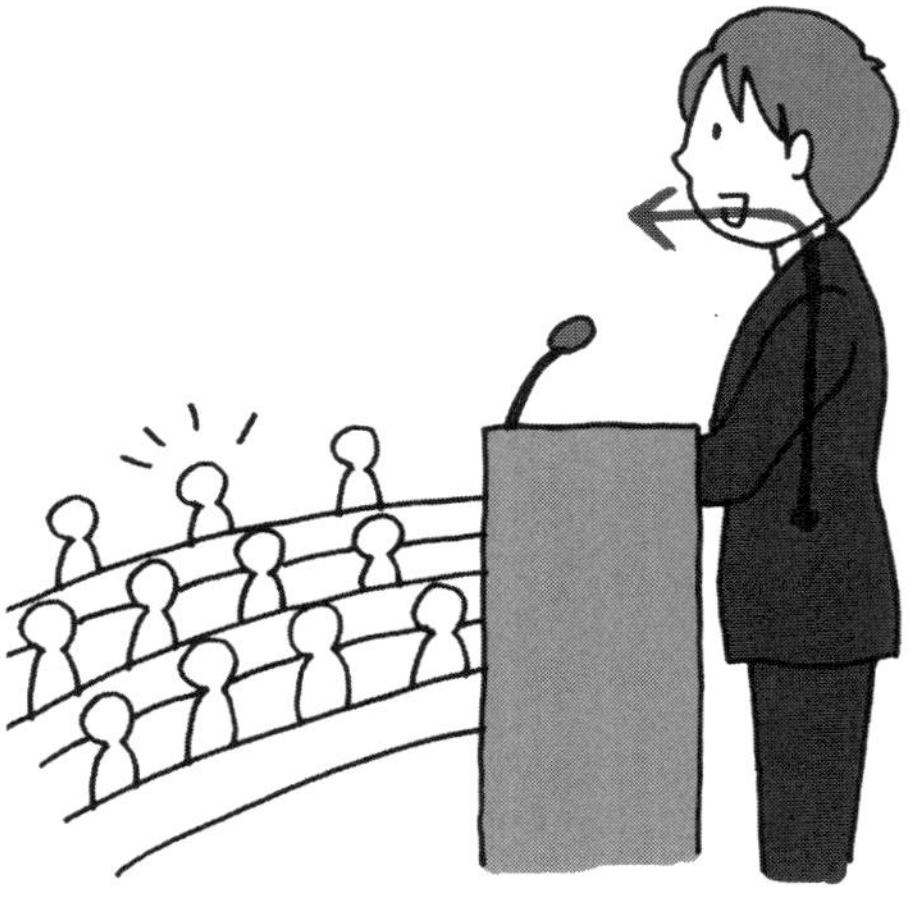

座っていると、机上の資料や原稿に目を落としてしまいがちですが、できるだけ目線を挙げるよう心がけます。

繰り返し言います。

「発声を制する者はあがりを制す！」です！

騙されたと思ってやってみてください、実に効果テキメンです！

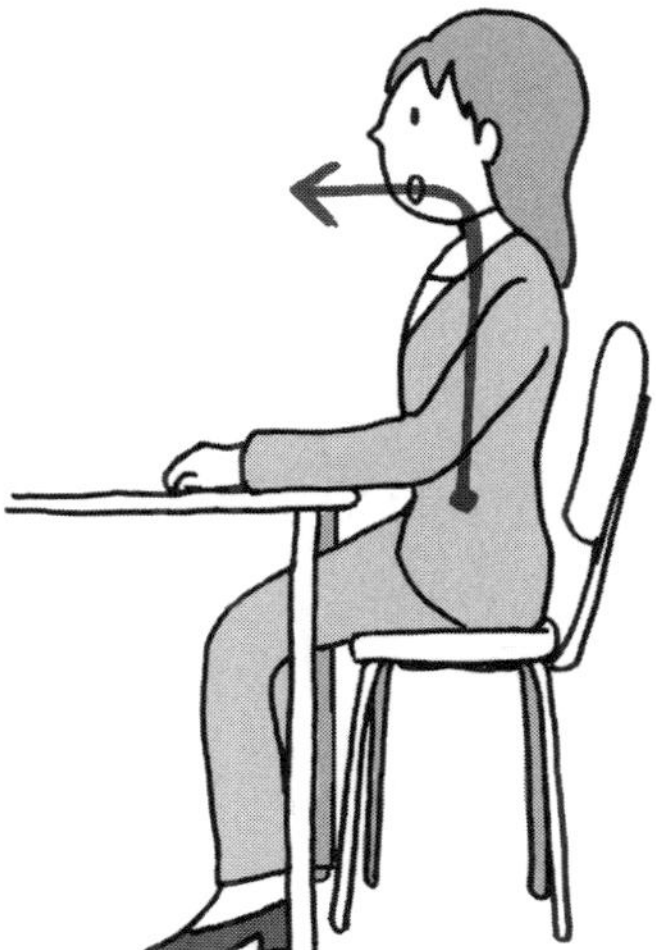

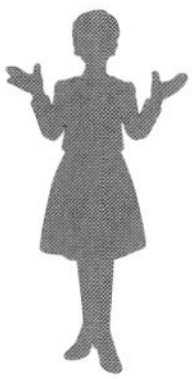

39

人前であがらない人は、声を伸びやかに出す。

40

あがらない人は、マイクを持つ手の力を抜く。
あがる人は、マイクを持つ手に力を込める。

私のレッスンでは、本番でマイクを持って話す方には、実際にマイクを握って練習していただきます。

最初のころは、皆さん、力が入る、入る！
肩から力んで、筋肉が硬直してしまうので、マイクを持つ手が震えやすくなっています。
最終的に、両手で支えるように持つ人も少なくありません。

そんな場合は、まず**肩回りをストレッチ**していただきます。
次に、手首をグルグルしたり、シェイクしていただき、**手首周りをほぐし**ます。

マイクを持つときは、**力を抜いて、やさしく持つ**ようにしてみてください。

マイクを持つ位置ですが、ヘッドの丸い部分を握ってしまうと、音がこもり、ハウリングを起こしやすくなります。

また、ワイヤレスマイクの場合、マイクの下部で送受信していますので、下のほうをふさいでしまうと、電波を送受信できなくなってしまいますので、**中間あたりを持つ**ようにしましょう。

パソコンを操作したり、資料を持って話すこともありますので、**利き手ではないほうの手でも扱えるようにしておく**と安心だと思います。

利き手と反対の手で持つのは、最初のうちは慣れないので違和感がありますが、練習すると

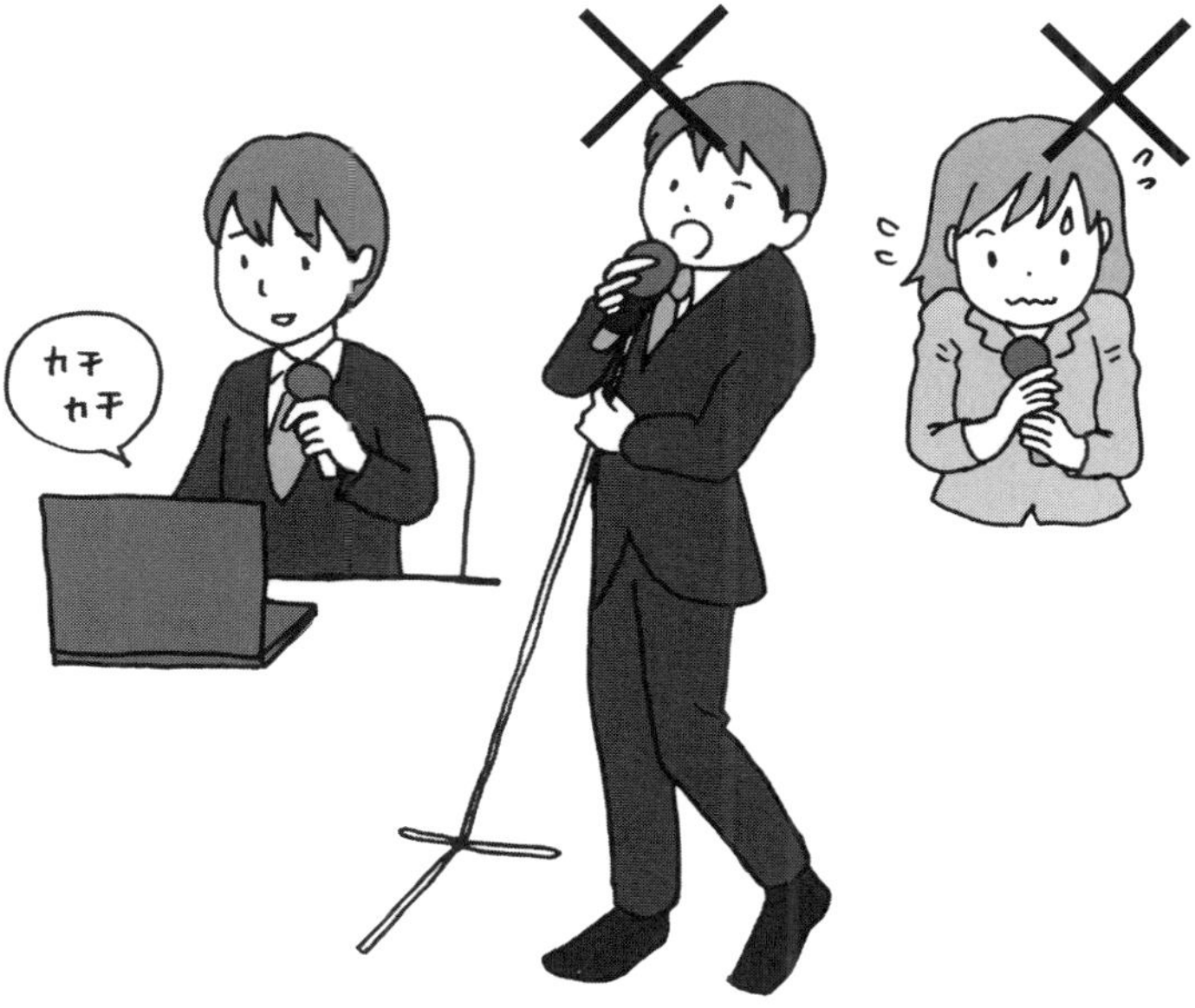

慣れてきますので、持ち慣れてください。

マイクと口との距離は、握りこぶし1個分ぐらいにします。

遠すぎると音を拾わなくなり、近すぎると息の音まで拾ってしまい、ノイズの原因になります。

なお、マイクには「指向性」があります。一般的なハンドマイクの場合、きれいに音を拾うのは斜め45度くらいです。

マイクがあるからといって、声を小さくしてしまい、息づかいしか入らなくなってしまう人をよく見かけますが、マイクがあるからこそ、しっかりまっすぐ声を入れるようにし

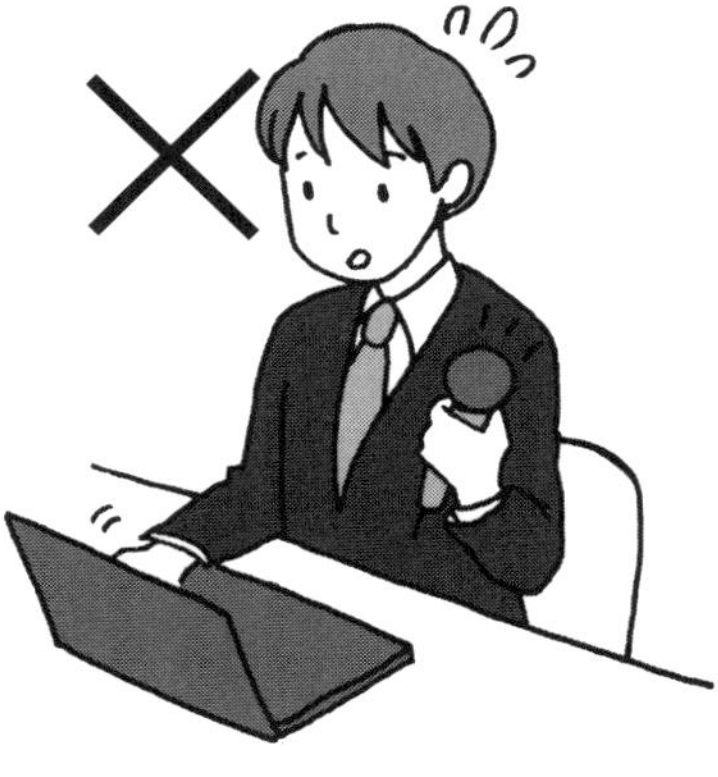

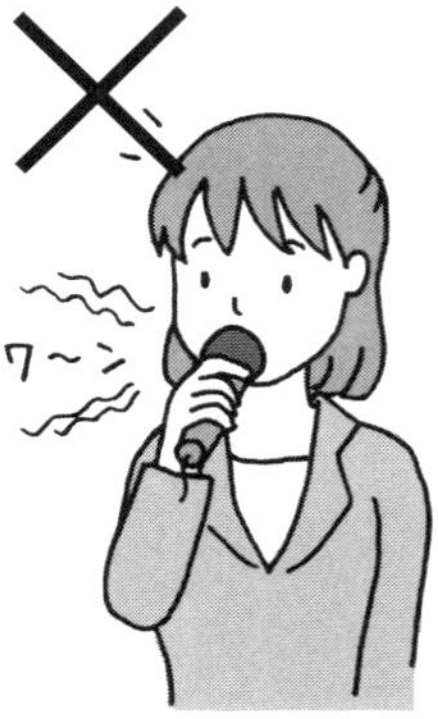

ます。

スタンドマイクの場合も同様です。

慣れていない人はマイクスタンドから離れて立つことが多いですが、握りこぶし一個分まで近づいて立ちます。

「皆さんこんにちは」とお辞儀としゃべりを同時にしてしまうと、床に向かって挨拶することになり、マイクに声が入りません。

「こんにちは」と**先に言葉を発し、あとでお辞儀をする**ことを「**語先後礼**」と言います。

スタンドマイクのときは、この「語先後礼」を心がけましょう。

「マイクは怖いもの」ではなく、「自分の声を最大限生かしてくれるありがたいツール」です。

恐れず、嫌がらず、うまく使いこなしてください！

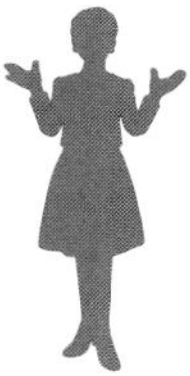

40 人前であがらない人は、マイクを自在に使いこなす。

41

あがらない人は、相手を見ようとする。あがる人は、誰とも視線を合わせまいとする。

「人の視線が怖いので、スピーチするときはコンタクトをはずして行きます……。」
「見られるのが嫌なので、資料で顔を隠しています……。」
「本番前に一杯ひっかけて臨んでいます……。」

嘘のような本当の話、すべて生徒さんの体験談です。

まあ、気持ちはわかります。

ただ、これらの行為は逆効果どころか、超危険行為です。

車の運転に置き換えてみてください。

「視界が悪い」「お酒が入っている」

常に命の危険にさらされている状態ですので、すぐにやめてほしいです！

人の顔や、室内の状況が見えないまま人前に出るのは、濃霧の中、車を運転するようなもの。

飲酒運転も絶対にやめましょうね！

では、どうするかというと、**人前に出るときは、視界を広く保ち、周囲を見渡し、運転してください。**

聞き手の表情やリアクションを早めに捉えることで、楽にハンドリングできるようになります。

私は日々、人前で講演をする立場です。

「人に見られる」仕事なわけですが、あまり「見られている」という意識は持っていません。

むしろ、「聴講生の方を見て」います。

うなずいて聞いてくれる人、メモを取っている人、スマホをいじっている人、うわの空になっている人……など、聞き手が何百人いても、しっかり見えています。

そんな私ですが、今でもとても緊張するシチュエーションがあります。

たとえば、講義中にマスコミの取材が入ったとき。

テレビカメラが1台入るだけで、途端に「撮られる」「見られる」立場になるからです。

また、講演先や主催者のお偉いさんが視察に来たとき。

これも同様です。

他人からの自分の評価が気になり、一気に「見られる」感が強くなり緊張します。

しかし、そんなときこそ、目線をコントロールします。

しっかり顔をあげて、胸を張り、周囲に目を向けます。

聞き手の顔はもちろんのこと、室内の様子、窓の外の景色までしっかり見るように心がけます。

イメージとしては、**最後列の席の方や、反対側の壁に向かって、目線と声を投げるように。**

決して目線を下げたり、そらしたりしないこと。

目線をそらしてしまうと、「対象をしっかり見て捉える」という意識が一気に薄れてしまいます。

これから理解してもらおうと思いながら話す対象が、「姿、形もよく見えない得体の知れないもの」では、恐怖心が増すばかりです。

車の運転と同じで、初心者ほど近くの景色しか見えないものですが、視界は広く保ったほうが安全です。

身体と視線を１８０度開き、いつも聴衆全体を見渡すようにしましょう！

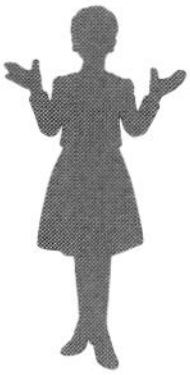

41

人前であがらない人は、最後列の聞き手に目線を投げる。

42

あがらない人は、どう伝えようか考える。あがる人は、何を話そうか考える。

言わずと知れた国民的アイドルグループ「ＳＭＡＰ」の元メンバーで、今や国民的司会者である中居正広さんがＭＣを務めるテレビ番組に、22歳女性の視聴者よりこんな悩みが寄せられました。

「私は極度のあがり症です。
子どものころから人前が苦手で、何か発表するときに、声が震えたり、手足が震えたりして辛いです。芸能人の皆さんは、人前に出るときに緊張しますか？
また、緊張を克服するためにどうしていますか？」

すると中居さんはこう答えられました。

「僕はこう見えて、言いたくないくらいすごく準備する」。

トークや司会の達人に見える中居さんも、実は本番前には台本をしっかり読み込み、びっしりとメモを書き込んでいることは有名です。

出演者の細かい情報やプロフィールを事前に頭に入れ、「どうやったらこの方の個性が生きるか？」ということを常に考えて話を振るそうです。

また、ドラマや映画などのインタビューを受ける際にも、話す内容が被らないように、テレビ局ごと、雑誌ごとにコメントを考え、受け答えをしているとのこと。

どの番組にも、常に数パターンの流れをシミュレーションした上で臨んでいるとお話しされていました。

また、中居さんの友人が、結婚式のスピーチを翌日に控え、「緊張する……」と頭を抱えていたとき、同じ結婚式でスピーチをすることが決まっていた中居さんは、友人にこんな言葉をかけたそうです。

「お前みたいに、明日何か『いいこと言ったね』という評価を求めたら、俺も緊張すると思う。

でも、明日の俺の挨拶は〝SMAPの中居〟じゃなくて、〝友人〟としての挨拶だから、『おめでとう』っていう気持ちがあれば、噛もうが話がグズグズだろうが全然大丈夫だから、俺は緊張しない。」

「そこで俺がもし、〝SMAPの中居〟として行ったら俺はしっかりとした話をしないといけない。

おもしろい話もしないといけない。

〝評価のため〟に行くと思ったら、緊張すると思う。」

準備をしっかりする。努力を惜しまない。

そのうえで、**「周囲からの評価」のために「何を話すか」ではなく、「相手のために」「どう伝えようか」考え、最善を尽くす。**

「相手に思いを伝えること」を軸に置けば、おのずと話し方もゆっくり間を取るようになりますし、身振り手振りもわかりやすく堂々としたものになってきます。

ＮＨＫ紅白歌合戦をはじめ数々の番組や大舞台を経験してきた中居さんですが、そんな「中居流・緊張解消法」は、一流タレントさんだけでなく、私たちにも応用できそうですね！

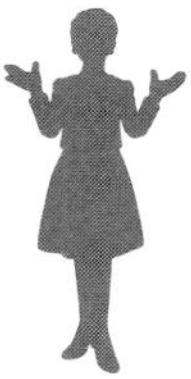

42 人前であがらない人は、気持ちを伝えることを最優先する。

43

あがらない人は、その場をおもしろくしようとする。あがる人は、おもしろい話をしようとする。

「パブリックな場面で話す」のと「プライベートや仲間内で話す」のは、決定的に大きな違いがあります。

それは、「話し手から聞き手への一方的なコミュニケーションである」ということです。

数名で座を囲むような会合であれば、それなりに意見が出て会話が続きますし、相手のリアクションがまったくないということはまずありません。

でも、「大勢の前で話す」ことは一方向のコミュニケーションです。

思うような反応がなく焦るということが、よくあります。

聴衆の前に出ることで、より視線を感じやすく、一度あがってしまうと逃げ場がなく、助けてくれる人もいない……という不安を強く感じる人も多いでしょう。

セミナー講師や研修担当から、時間が長時間になると、聞き手が疲れてダレてしまうというお悩みもよく聞きます。

人の集中力は3分しかもたないと言われています。

落語家や漫才師でもない限り、1時間、2時間と相手を飽きさせず話すことは、もはや不可能なのです。

ですから、研修やセミナーでの緊張が気になる方は、状況に応じて次の方法を活用してみてください。

一方向型↓双方向型の状態に持っていくのです。

- **ペアワークやグループワークを取り入れる**
- **聞き手に質問を投げかける、意見を求める、話を振る**
- **随所に質疑応答の時間を取る**

緊張は感染するので、プレゼン・セミナー前に聞き手同士が談笑する時間を取ると、一気に会場のホーム感が増します。

誰かに役を与えて、適度に話を振れば、何かしらの反応、変化が起きます。**聴衆参加型スタイルにすることで、聞き手の満足度もアップする**こと間違いなしです。

さらに私の場合は、おひとり「キーマン」を見つけます。大勢いれば、ひとりぐらい「いいキャラ」「いじられキャラ」の人がいるものです。その人に話を振りながら、それに応じて、こちらもリアクションを取れば、きっと笑いや拍手が起きます。

「自分でおもしろい話をしようと頑張る」より、「聴衆やキーマンにご協力いただき、その場を盛り上げる」ほうが、成功率、満足度がグッと上がります。

自分ですべて何とかしようとしないで、その場にいる皆さんのお力を借りてください！

そのほうが、うんと場が盛り上がります。

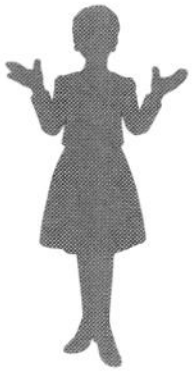

43 人前であがらない人は、場を暖める。

44

あがらない人は、トップバッターをかって出る。あがる人は、待つ間にムダに緊張を高める。

過去の自分を振り返ってみると、バキバキのあがり症時代に最も怖かったのは、本番前の待ち時間でした。

よくあるのが、会議や研修で「順番に自己紹介してください」と言われたとき。順番が刻一刻と迫ってきて、「次、自分の番だ」というときのドキドキ感は、常に寿命が縮む思いでした。

同じくらい苦痛なのが、結婚式や歓送迎会で、いつ、何を指名されるかわからないとき。その時間中、「いつ当たるかわからない恐怖」におびえ続けることになり、お酒やお料理がまったく楽しめなかったのを覚えています。

当たるとわかっているのもつらい、いきなりやってくるのもつらいのが、人前ですね。

この**待ち緊張のやっかいなところは、本番までに時間があるという一見ラッキーな場面ほど、苦痛な時間が長くなってしまう**という点です。

たとえば、半年後に３００人の前で5分間のプレゼンをすることになったと想像してみてください。

人前に立つのはほんの5分です。

でもイヤ～な緊張感とは半年間付き合うことになります。

何をしていてもソワソワしたり、ご飯が喉を通らなかったり、失敗する悪夢を見たり……。

来る日も来る日も恐怖と不安でいっぱいになってしまい、日々の生活を心から楽しめません。

このように、**本番がかなり先にある場合は、この待ち緊張の時間と状況を受け入れざるをえませんから、ここはひとつ「準備期間が長いのはラッキー」と捉え、不安や恐怖がやってきたら、声に出してリハーサルしてください。**

一発練習すると、不思議と心が落ち着き、安心できます。

ピアノを弾く人は、３日触らないと感覚が鈍ると言います。

マラソンをする人は、３日走らないと体が重くなると言います。

人前で話すことも「感覚」なので、間が空くと不安になりますが、人前に出れば出るほど楽になります。

一方で、**いきなり振られた自己紹介や挨拶などは、ぜひトップバッターをかって出てください。**

この場合、待ち時間は短ければ短いほうが楽です！

最初にやってしまえば、嫌な待ち時間を短縮することができます。

トップならば、緊張時間はほぼ「０分」ですから。

あとは余裕を持って人の話が聞けます。

ただ、「最初にやったほうが楽」ということがわかっていながら、あがりやすい人はつい、「いかに人前から逃げるか」ということを優先してしまい、自ら前に出ることを避け、結局、発言を後回しにしてしまいがち。

ここは、間違いなく先手必勝です。

ぜひサクッと済ませて、早く楽になるほうを選んでください！

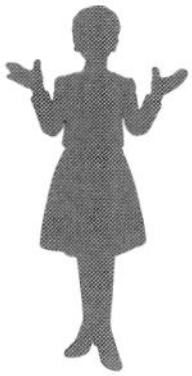

44 人前であがらない人は、サクッと済ませて楽になる！

45
あがらない人は、本題から入る。あがる人は、謙遜から入る。

あがり症克服講座をやっていると、皆さんよくこんな話しだしをされます。

「まさかいきなり自己紹介をさせられるとは思いもしませんでした……。」

スピーチの講座で「自己紹介をさせられる」とは、いったい何しにいらっしゃったんでしょうか……?

ましてや自己紹介は事前通知するものでもないですし……。

と言いたくなるところをグッと押さえます。(苦笑)

そして、案の定、

「何も考えてこなかったので、全然ダメでした……。」

という落ち込みとため息でもって、フィニッシュされます。

きっとこういう方は、職場や取引先でも、

「ここのところ体調が悪かったので、うまく話せるかわかりませんが……。」

「仕事が忙しく、準備不足なので、話す内容がまとまっていませんが……。」

などという言い訳をひたすら並べていらっしゃるのではないかと推測します。

これらすべて、スピーチが苦手な人が言いがちなフレーズです。

私に置き換えてみますと、
「ゆうべは飲みすぎて寝不足なので、今日はいい講義ができないかもしれませんが
……。」
「ここのところ執筆で忙しく、完全に準備不足ですが……。」
話を聞きに来て、冒頭でいきなりそんなことを言われたら、どんな気分でしょうか？
気分悪いですよね……私は口が裂けても言えません！

話し手の都合は、聞き手にはどうでもいいことであり、あなたのスピーチを聞きに、忙しい時間を割いて集まってくれている人にたいへん失礼です。

聞き手は、あなたの言葉を聞こうとしています。

うまい下手ではなく、誠心誠意、聞き手に向き合い、ベストを尽くすべきです。

「自分はいたらない人間である」「つたないスピーチで申し訳ない」という表現は、日本人独特の「謙遜の美学」かもしれません。

しかし、セミナーや会合は時間が限られています。

いらない謙遜や前置き、うまくスピーチできないことへの言い訳で時間をロスするより、聞き手のことを考えて、すぐに本題に入るほうが断然スマートであり、これこそ「人前における美学」だと、私は思います！

なお、もし前置きをしたいなら、今日の天気や会場までの道のりであったこと、今目の前にいる聞き手のことについて話をすると、いいでしょう。

ただし、持ち時間に余裕があるときのみ、です。


スピーチの最後をグダグダにせず、パリッと締めたいならば
「どうぞよろしくお願いします！」

「ご静聴、ありがとうございました！」

などのシメワードを決めておきましょう。

終わりよければすべてよし、です。

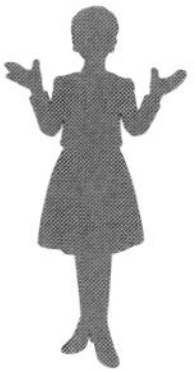

45

人前であがらない人は、聞いてくれる人のためにベストを尽くす。

46

あがらない人は、適度に体を動かす。あがる人は、直立不動で話す。

少し前になりますが、２０２０年東京オリンピック招致活動のプレゼンテーションで、最も印象に残ったのは、滝川クリステルさんの「おもてなし」だった方も多いのではないでしょうか。

内容の良さもさることながら、あの「お・も・て・な・し」の際の、花の蕾を連想させるジェスチャーと、最後に拝むような形で一礼をされたのが、話題になりました。

これを「**ビジュアルハンド**」と言います。

「ビジュアルハンド」とは、話に合わせて手を動かすことで、視覚に訴える手法です。

あれをジェスチャーなしで言葉だけで伝えていたら、そこまで印象に残らなかったでしょう。

かの有名な「ジャパネットたかた」の高田明元社長も、商品紹介の際の身振り手振りを何度もリハーサルするそうです。

商品を顔の近くに持ってくるあの手法は、実は計算し尽くされているんですね。

商品を顔に近づけ、口の動きに合わせてジェスチャーすることで、話の説得力が増し、商品の魅力が伝わりやすくなるのです。

アップル社の設立者、スティーブ・ジョブズのプレゼンも、独特な衣装と身振り手振り、舞台上で歩き回る演出が印象的でした。

「何を話すか」も大事ですが、「どう話すか」も重要だということです。

人は、動いているものを目で追いかける習性がありますので、ビジュアルハンドを効果的に使うと、聴衆を飽きさせず、アクティブでわかりやすいスピーチ、プレゼンになります。

どなたでもすぐ使えるジェスチャーをご紹介します。

①数字を示す

例）「理由は3つあります」と言いながら指を3本掲げる、など

②大きさや形を示す

例）「30センチほどの丸いものです」と言いながら、形状を示す、など

③見せたい商品やサービスを紹介するときは、ダイナミックに

例）「前方のスクリーンをご覧ください。こちらが新商品です」と言いながら、手を大きく掲げる、など

ただし、注意が1点。

常にゴソゴソと手を動かしてしまうと、効果が半減するだけ

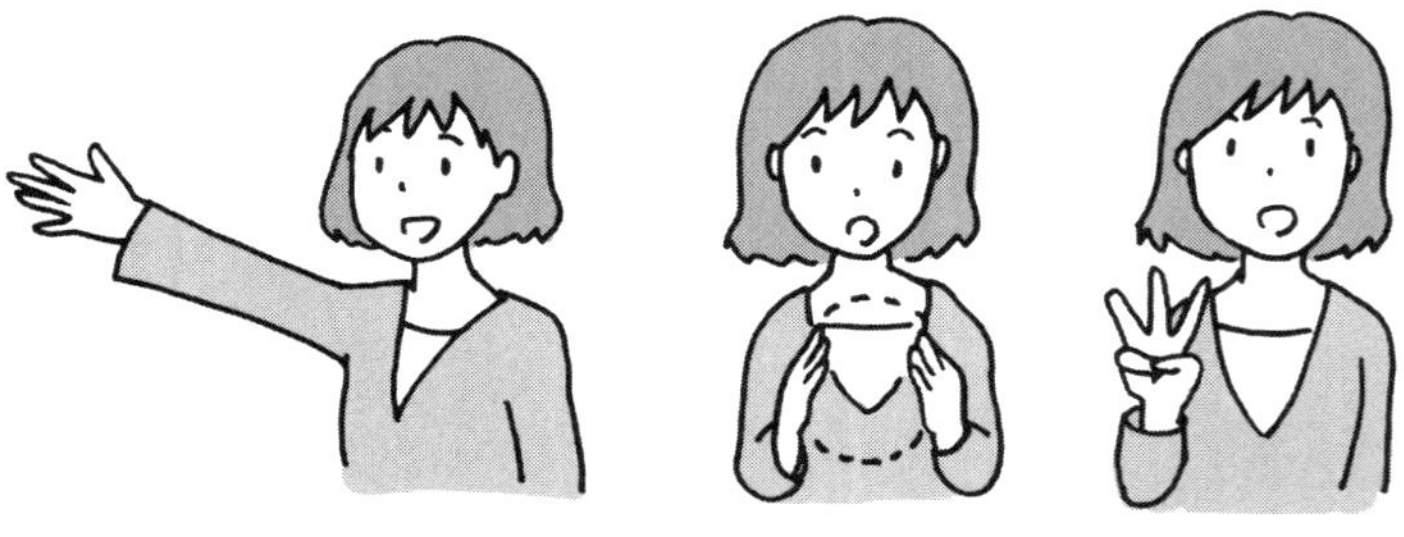

でなく、落ち着きのない印象を与えてしまいます。

ここぞというところで効果的に使いましょう。

このように、スピーチ、プレゼンは視覚情報によって印象が大きく左右されます。

逆に、素晴らしい内容のプレゼンでも、しぐさひとつで聞き手の印象を悪くしてしまうこともあります。

パブリックなシーンでは、演台に手をつく、後ろで手を組むことは、高圧的な印象を与えるので、しないほうが無難です。

適度に手や体を大きく動かし、縮こまらず、ダイナミックに見せることはどなたでも可能です。

動画を撮ってチェックしてみてください！

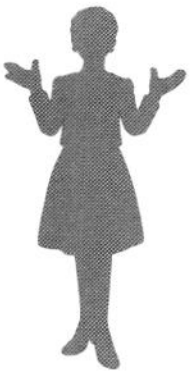

46
人前であがらない人は、話しながら体を動かす。

第6章

スピーチ・プレゼン（聞き方）編

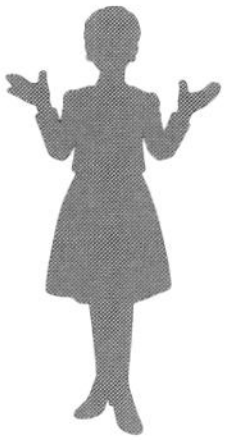

47

あがらない人は、他人の話はネタの宝庫と思って聞く。あがる人は、他人の番に反省会をくり広げる。

私のあがり症講座では、まずいきなり、全員に自己紹介をしていただきます。

そのとき、私が注目しているのは、話している本人と、その前後の人です。

話している人が緊張しているのはもちろんのこと、直前直後の人は完全に心ここにあらず、上の空になってしまっています。

自己紹介が一巡したら、こう質問します。

「隣の人の名前と、話した内容を教えてください。」

すると、ほとんどの人が答えられません。

あがっている人は、順番を待っている間、「何を話したらいいんだろう……」「また声が震えたらどうしよう……」と自分のことで精一杯になり、まったくと言っていいほど人の話を聞くことができません。

そして、自分の番が終わったあとは、頭の中で反省会が始まり、やはり人の話を聞くことができないのです。

「もう一度、おひとりずつ話していただきますが、今度はご自分の直前の人の話をちゃんと聞くようにしてください。

終わったあとも、すぐに次の人の話に意識を向けてください」

と指示します。

すると、どうでしょう。

「人の話を覚えている」のはもちろんのこと、「待ち緊張がさっきより格段に減りました！」とおっしゃいます。

このように、**待っている間は人の話に関心を向けると、待ち緊張も小さくなります。**

予期不安（待ち緊張）をなくすには、人の話に耳を傾けるようにしましょう。

それだけでなく、話を聞かない人は印象も悪くなります。

人前が苦手なために、終始下を向いていたり、無表情・無関心な態度をしていると、やる気がないと思われてしまいます。

人が話しているとき、腕や足を組んでいたり、ひじをついている人もいます。

決して悪気はなく、手足の震えを隠したいという無意識の行為かもしれませんが、周りは「偉そう」と感じます。

人が話しているときは、話し手の目を見て、うなずき、関心のある態度をしましょう。

会議や会合は、20人いたら20人の話し方を学ぶことができ、また20個のスピーチネタを得ることができる絶好の機会です。

人の話はネタの宝庫。
聞かないなんて、もったいない！

話を聞く＝８割、自分のスピーチのことを考える＝２割程度にしておきましょう。

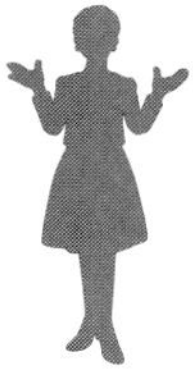

47

人前であがらない人は、人の話を聞いて緊張を解く。

48

あがらない人は、メモをする。あがる人は、何も手につかない。

他人のスピーチ、話し方には、ヒントがたくさん詰まっているので、メモを取ることもお勧めです。

あがってしまうと、何も手につかなくなる人が多いのですが、待ち緊張の中にあって**メモを取るという行為が、自意識過剰状態から意識をはずし、あがり症状を抑える**という効果もあります。

私の場合、1対1のレッスンでも、100名の前での講演会でも、熱心にメモを取っている人を見ると、好感を持ちます。

メモを取らず、あとで同じ質問をされると、「さっき話したのにな〜……。」と、残念な気持ちになってしまいます。

メモを取ることは、前向きに勉強する姿勢の現れですので、どんどん取りましょう！

私も、セミナー中や商談中は必ずメモを取り、あとで見返します。

自分が講義をする側でも、聴衆の方からためになるお話やお言葉があると、「今、大変いいお話だったので、メモらしてください！」って言っちゃいます。

たぶん、悪く思う人はいないと思います。

熱心にメモをしてくれる相手には、「私のことを理解しようとしてくれている」というプラスの印象を持つのと同時に、「前向きに勉強しようという態度」を感じ、もっと話したくなります。

「いつのまにかこんなに話しちゃった」と言わせたら、セミナーや商談としては大成功です！

こちらから話す場合も、同様。

取りこぼしがないよう、話すことをメモしていくことは大変いいことです。

メモを見て話しても構いません。

「たいへん貴重なお時間をいただいたので、恐れ入りますが、メモを確認させていただきながら、話させていただきます」

と言われて、悪い気はしません。

あとになって、「これを聞くのを忘れてました！」と何度も確認されるより、よほどいいです。

「私との時間を大切にしてくれる」と感じる相手とのセミナーや商談は、スムーズに進むに違いありません。

ただし、言うまでもなく、「メモを完璧に用意し、それを棒読みする」「メモに没頭し、相手に意識を向けない」のは大変失礼です。

メモは話の要点をまとめ、確認するものと考えましょう。

話は少し変わりますが、セミナー講師が、水差しからグラスに水を注いで飲んだり、おしぼりで手を拭いたり、マイクやレーザーポインターを持つ手を持ち替えるのをよく見かけますが、これも緊張をほぐす行為です。

「人前に出ているときにこんな行為はとても無理！」と思いがちですが、実は**積極的に手先を動かすことで、過度の緊張を発散させ、ほどよい緊張にコントロールしていける**のです。

パブリックスピーカーと呼ばれる人たちは、緊張が高まる場面ほど、こういう裏ワザを使っています。

ぜひお試しください！

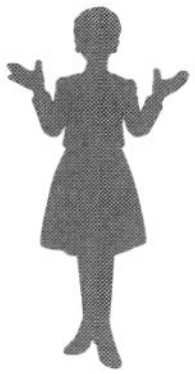

48 人前であがらない人は、スピーチ中もメモを活用する。

49

あがらない人は、話にリアクションする。あがる人は、話にノーリアクションで対決する。

あまり人には言っていませんが、私には特技（？）があります。

３００人の聴衆がいる中で、どなたが一番スピーチ上手か、当てることができます。

もちろん、話している姿を見ないで、です。

反対に、聴衆の中でどなたが一番スピーチが苦手かを、当てることもできます。

それは、「リアクションの有無」です。

リアクションしてくれる人は、もれなくスピーチ上手です。

なぜなら、「自分が話すときそれをしてもらったら助かるということを知っている人」だからです。

一方で、まったく無反応な人もいて、腕や足を組んでいたり、ずっと下や宙を向いていたり、終始、無表情・無関心な態度をしている人も大勢います。

おそらく「スピーカーを困らせてやろう」などという悪意があるわけではなく、「そこまで気が回らない」人です。

話す経験があまりない、もしくは、あったとしても、聞き手の反応まで見ることができない人、要は、人前で話すことが得意ではない人が、だいたい無反応です。

しかし、これらの態度は実はとっても目立ちます。

決して印象のいいものではありませんよね。

「人の話を聞くとき、あまりじっと見すぎると威圧感を与えてあまり良くないのではないですか？」

と聞かれることがありますが、「相手の目を見る」のは、「じっと見続けて一切そらさない」

という意味ではありません。

話のリズムに合わせ、時折資料に目を落としたり、じっくり考えたいときに腕組みをするのは、もちろんＯＫ。

ＮＧなのは、「相手の立場に立たず、自分本位な行動をすること」です。

こちらが話しているときに、無関心な態度を取られたら、誰だって傷つき落ち込むものです。

たとえば、少人数の会議であれば、誰かが話しているときに露骨にそんな態度はしませんが、聞き手が大人数になればなるほど、意識して聞かなくなるものです。

スピーカーにとって何の反応もリアクションもない状況は、地獄絵図です。苦笑

左に、２つの聞き方を挙げました。

どちらが話しやすいかは、言わずもがな。

話し上手は聞き上手。

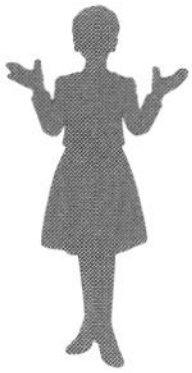

49 人前であがらない人は、話を聞くときも話し手が心地よくなる姿勢を示す。

聞き手に回っているときも、しっかりと相手（話し手）に向き合いましょう！

■好かれる聞き方・嫌がられる聞き方

聞き方	特徴
ネガティブリスニング	目を合わせない 無表情 相づちを打たない 腕や足を組む メモを取らない
ポジティブリスニング	目を合わせる 相手に合わせた表情 相づちを打つ 相手に体を開く メモを取る

50

あがらない人は、人とネタがかぶるのを喜ぶ。あがる人は、人とネタがかぶると俄然焦る。

会議、会合などで順番に意見を述べる際、言おうと準備していたことをそっくりそのまま前の人に言われてしまった。

こんなとき、どうしますか？

「ヤ、ヤバイ!!　かぶった〜!!!」

話そうと思っていたことをそのまま話せないし……。

頭をフル回転させて、違うネタをひねり出そうとしたものの、とっさには何も出てこなくて、頭真っ白になってしまう……。

そんな経験ありませんか？

でもでも、よく考えてみてください。

自分の同じ意見の人がいるってことは、少なくとも一人は味方がいるってことじゃないですか！

だったら、**無理して他のネタを探さない。**

素直に、思ったままを話し、乗っかってしまえばいい。

「私も〇〇さんの意見に賛成です！」

そう言われて、乗っかられたほうは決して悪い気はしません。

さらに、

「〇〇さんの意見にもありましたように、私も……のように考えます。」

「〇〇さんと同じ趣旨ですが、私の場合も……。」

などと、**必ず主語を「私」にし、自分の意思がきちんと存在するよう印象づければ、まっ**

たく問題ありません。

この場合は話す内容ですが、たとえば友人や知人と服や持ち物の色や形がかぶってしまい、気まずい雰囲気になったことはありませんか？


そんなときも、コソコソする必要ないんですよ。

私も他人とファッションがかぶることがよくありますが、そんなときこそ、

「あれ〜、お揃いだ！」

「趣味が一緒だね！」

と先に言ってしまい、あとは堂々としていれば、何も恥ずかしいことはありません。


「姉妹みたいじゃん！」

「今日はボーダーばっかりか〜い！」

と、周りもいじりやすくなります。

いじられるのを嫌う人もいますが、愛されている証拠。

いじられやすいよう懐を広くしておくほうが、断然生きやすいです。


クローズマインドより、オープンマインド。

周囲の意見を受け入れたうえで、ありのままの自分をさらけ出して生きるほうが楽です。

ポイントは、**乗っかり力と、いじられキャラ**。


「えっ？　他の人とネタがかぶったから焦る？」

では質問です。

「いいスピーカーは、無理に別ネタを探しますか？」

探さない、乗っかるの。

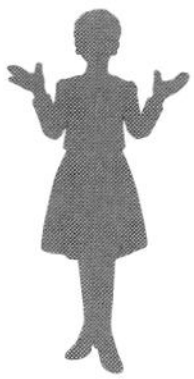

50 人前であがらない人は、他人の話に喜んで乗っかる。

おわりに

『人前で「あがらない人」と「あがる人」の習慣』、いかがでしたでしょうか？

それほど難しくなく、日々の生活の中で取り入れていただける方法ばかりだったと思います。


毎日多くのあがり症の方と接していますが、「自分は重度だから治らない」「生まれつきだから仕方ない」と決めつけてしまっていることが多いのを感じています。

ご自身の可能性をご自身で狭めてしまっていることが、非常に残念でもったいなく思います。


はじめから水泳が得意な人がいないように、生まれつき自転車に乗れる人がいないように、話し方はスキルであり、ちょっとした意識や行動を変えれば、誰でも上達できるのです。

毎日少しずつでも続けることが大切です。

この習慣をぜひ継続して、「あがりにくい心を身体」を手に入れてください！

そして、最も大切なことは、「人前で話すことを楽しむこと」だと思います。

聞いてくれる誰かがいてくれるから、話すことができる。

人前に出ることで、誰かの役に立つことができる。

人前を嫌だと思う気持ちより、そうした気持ちが上回ったとき、今まで味わったことのないような爽快感、達成感がやってくるはずです。

人前を恐れることなく、好きに自由に生きられる……そんな人生はまさに「パラダイス」です！

この1冊により、1人でも多くの方の悩みが軽くなり、人前で堂々と話せる爽快感を味わっていただけたら、元重度のあがり症だった私にとって、これ以上の喜びはありません。

最後までお読みいただき、ありがとうございました！

2017年10月

鳥谷朝代

著者
鳥谷朝代（とりたに・あさよ）

一般社団法人あがり症克服協会 代表理事
株式会社スピーチ塾 代表取締役
心理カウンセラー
NHK カルチャー、朝日カルチャー、よみうりカルチャー等話し方講師

中学１年の国語の教科書読みで手と声が震えだしたことであがりを自覚、それ以来、リコーダーを持つ手が震える、歌のテストで声が出ない、本読みが当たるとわかっているときは仮病を使って保健室に逃げ込むようになる。

名古屋市職員となった以降も症状は悪化。たった数行の資料の読み上げで声が震える、お客様へのお茶出し時には手が震えて出せなくなる等を繰り返し、やがて会議での進行や発言がある日は欠勤・休職するようになる。

職場にも家族にも言えず、精神内科を受診し催眠療法を試みたものの効果はなく、役所を辞める覚悟をしていた頃に話し方講座と出会い、17 年間のあがり症を克服。

話し方講座で多くのあがり症の方と接するうち、かつての自分のように人知れずあがり症で苦しむ人の助けになりたいと思うようになり、14 年勤めた市役所を退職、2004 年「あがり症・話しベタさんのためのスピーチ塾®」を開校。

メンタルだけでなく体から誰でも楽にあがりを改善する方法を確立し、アナウンサーやモデル、芸人、議員、弁護士、経営者から学生、主婦まで広く指導。克服へ導いた受講生は 65,000 人を超える。

2014 年、全国初の元あがり症によるあがり症のための協会「一般社団法人あがり症克服協会」を非営利団体として発足、理事長に就任。全国各地のカルチャースクール、学校、団体で年間 200 回以上の講演活動を行う。

「あさイチ」「ごごナマ」「ZIP！」「まる得マガジン」などテレビ出演も多数。オードリー若林さん、トレンディエンジェル斎藤さんの人見知り克服、カラテカ矢部さんのあがり症克服指導も行う。


著書に『30 ステップで人見知りさんがどこでもラクに過ごせるようになる』（明日香出版社）、『1 分のスピーチでも、30 分のプレゼンでも、人前であがらずに話せる方法』（大和書房）、『やさしくあがりを治す本』（すばる舎）、『人前であがらないスピーチ術』（NHK 出版）などがある。

一般社団法人あがり症克服協会　公式サイト　https://agarishow.or.jp/

人前で「あがらない人」と「あがる人」の習慣

2017 年 10 月 17 日 初版発行
2024 年　3 月　9 日 第 28 刷発行

著者　鳥谷朝代
発行者　石野栄一
発行　明日香出版社
〒 112-0005 東京都文京区水道 2-11-5
電話 03-5395-7650
https://www.asuka-g.co.jp
印刷　美研プリンティング株式会社
製本　根本製本株式会社

ISBN 978-4-7569-1931-1

話し方で「成功する人」と「失敗する人」の習慣

松橋 良紀著

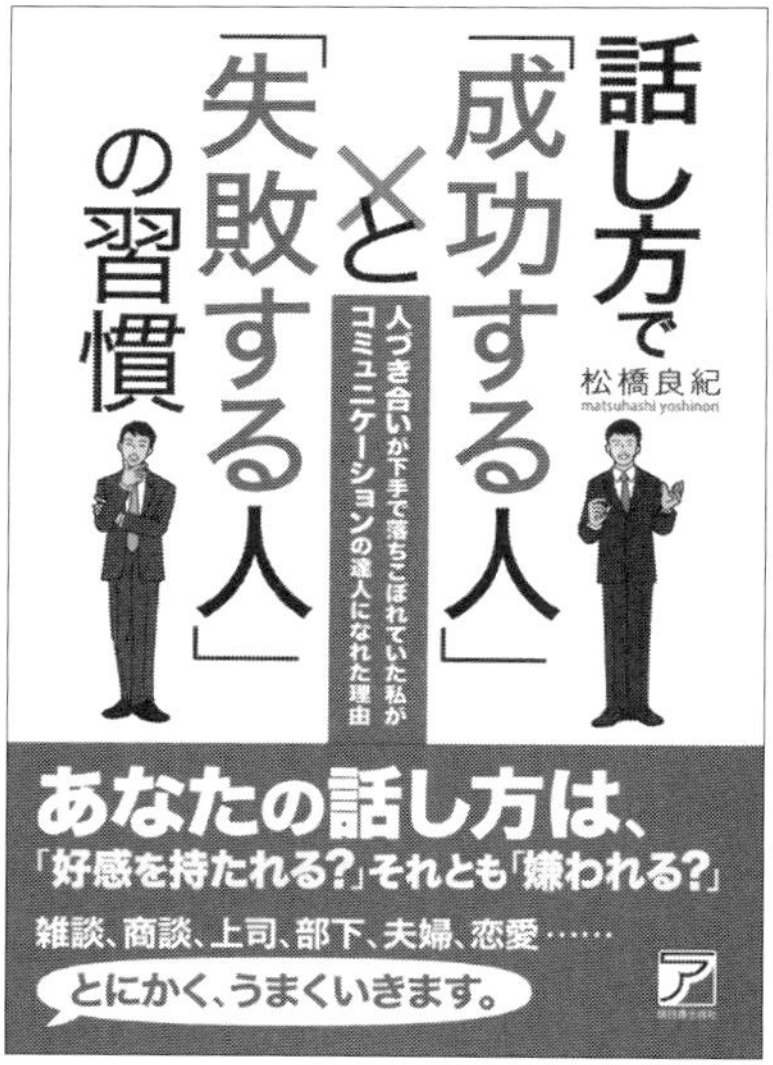

ISBN978-4-7569-1768-3

B6 並製　240 ページ　本体 1500 円＋税

おもしろく話しているつもりなのになぜか場が盛り上がらない、真剣に話をしても信用されない、どうしても会話が続かないなどの悩みを解決します。コミュニケーションスキルを高める方法を、成功する人と失敗する人の対比から学ぶ会話術です。

CD BOOK〈引きつける〉話し方が身につく本

倉島 麻帆著

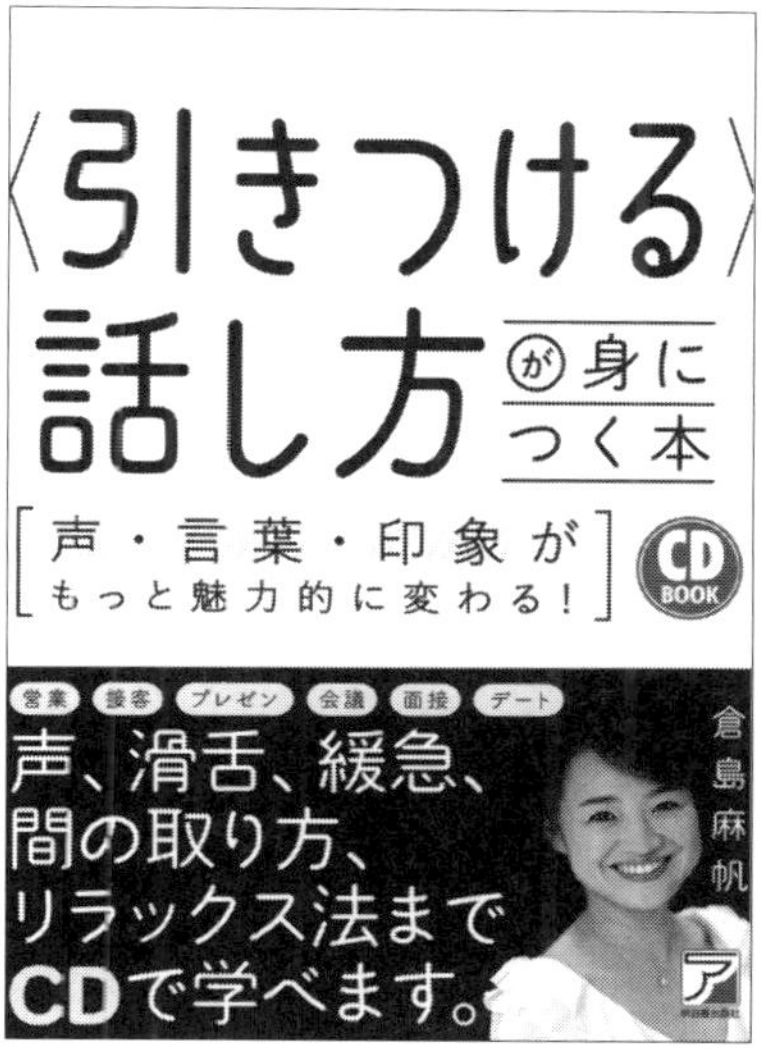

ISBN978-4-7569-1828-4

B6変形　240ページ　本体1500円＋税

言葉の言い回し、声の抑揚、イントネーション、テンポをまなび、自身のある話し方、共感を得られる話し方、フレンドリーな話し方、かしこまった話し方などを自由自在に使い分けられるようになれます。また、軽薄な話し方、胡散臭い話し方、せせこましい話し方などがやめられます。

伝え方で「成果を出す人」と「損をする人」の習慣

車塚 元章著

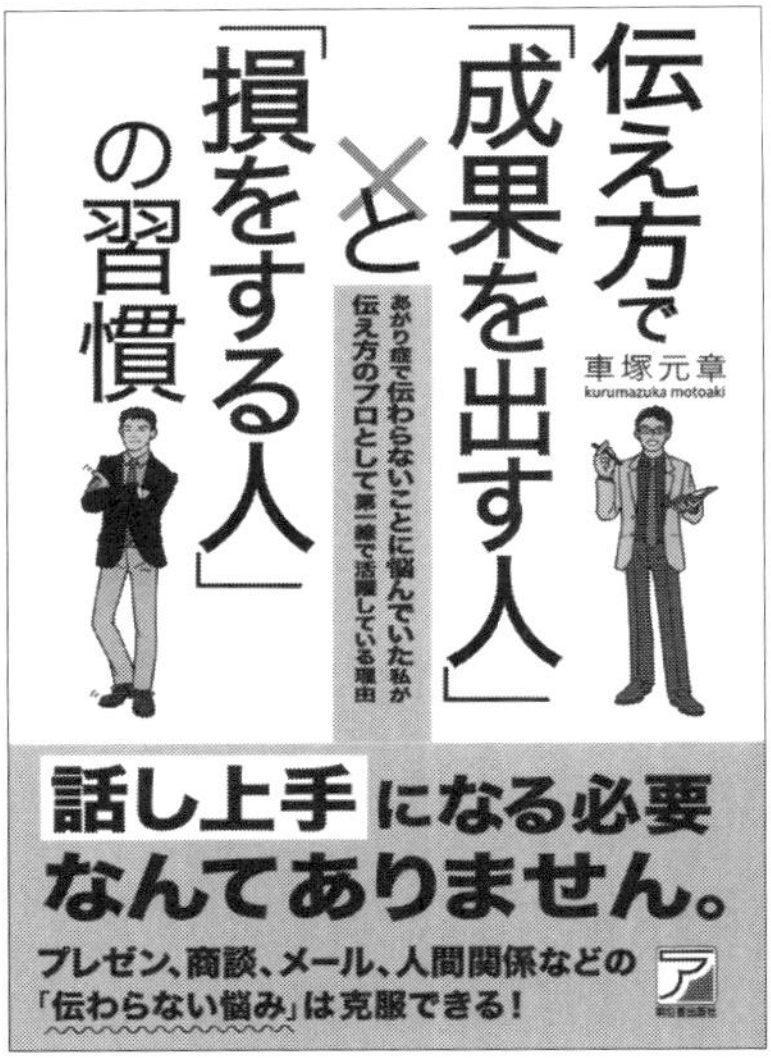

ISBN978-4-7569-1819-2

B6 並製　240 ページ　本体 1500 円＋税

自分は何者かを伝える「自己紹介のしかた」や人を動かすコミュニケーション、文章の書き方、報連相のしかたなど、ビジネスシーンでの伝え方をメインに、プレゼン講師として、人気の高い先生がわかりやすく解説します。悪い例と良い例の対比構造で、伝え方を説きます。

言いたいことが確実に伝わる 説明力

五十嵐 健著

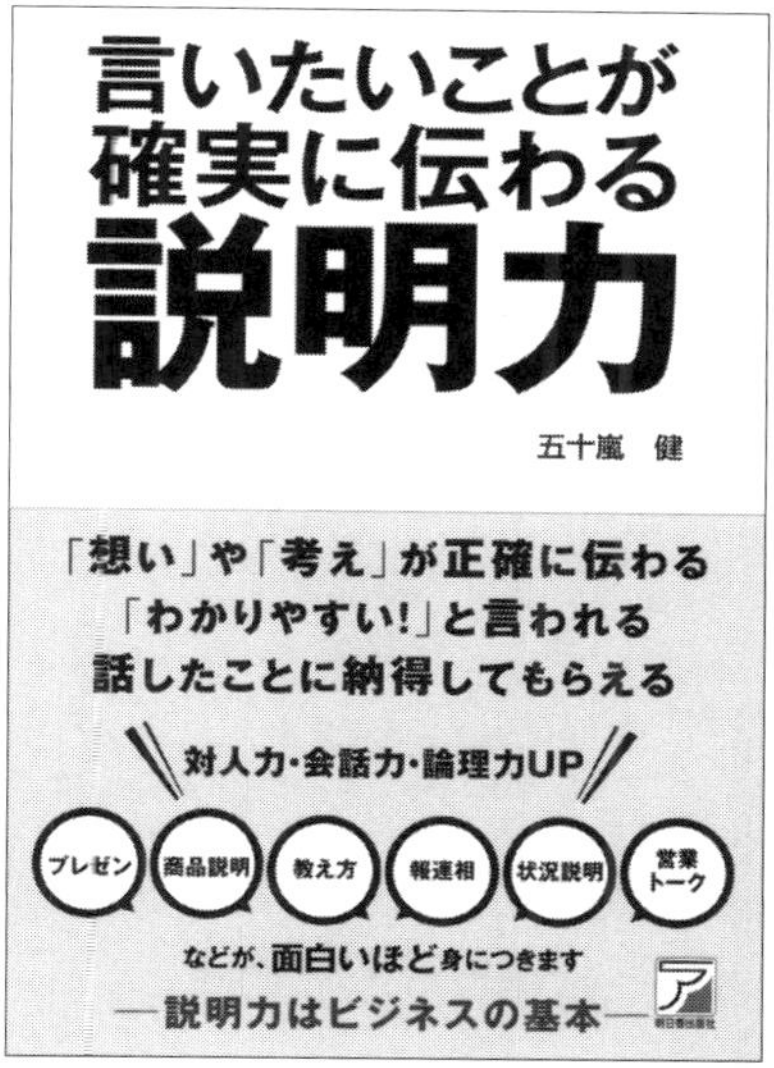

ISBN978-4-7569-1680-8

B6 並製　224 ページ　本体 1500 円＋税

説明する場面はビジネスシーンで多々あります。しかし説明の仕方が悪いと、言いたいことが伝わらない、自分の意図と違った意味で伝わるなどの問題が生まれてしまいます。難しいことでも簡単に説明できる方法を説いた指南書。

30ステップで人見知りさんが どこでもラクに過ごせるようになる

鳥谷　朝代 著

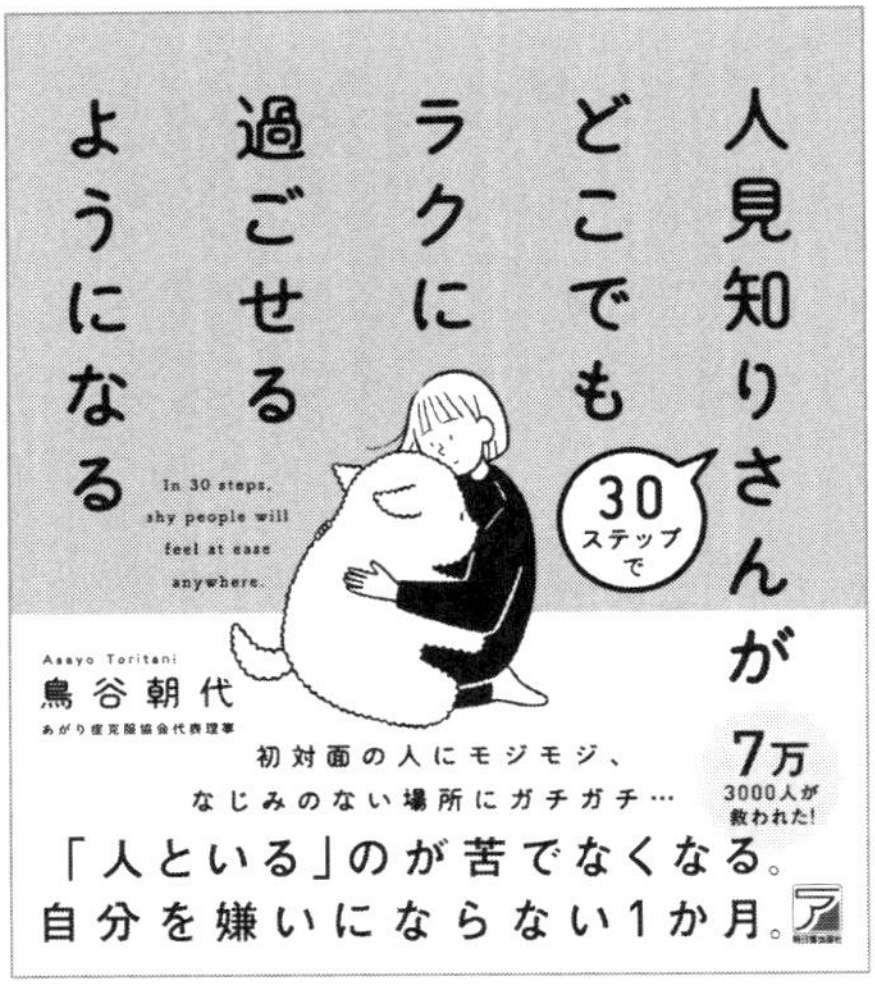

ISBN978-4-7569-2319-6
A5変型　200ページ　本体1500円＋税

人づき合いが苦手で、初対面の人と会うとガチガチになってしまう人が、自分を否定せず（されず）ラクに読めて、悩みやモヤモヤがスッと消える、対人コミュニケーションの本です。

朝起きて太陽の陽をあびる。

そんな小さなステップから始める、人見知り改善のひとりコソ練！

初めて会う人と、言葉を交わせる。

話しづらかった同僚と、きちんと話せる。

そうした小さな積み重ねで、人とつながる「居場所」が作れるようになります。